# 医療・看護系のための情報リテラシー

Office 2019対応版

松木秀明・須藤真由美・松木勇樹 著

東京図書

Ⓡ 〈日本複製権センター委託出版物〉

本書を無断で複写複製（コピー）することは、著作権法上の例外を除き、禁じられています。
本書をコピーされる場合は、事前に日本複製権センター（電話：03-3401-2382）の許諾を受
けてください。

# はじめに

つい数年前まで、Word や Excel といったコンピュータソフトは、もっぱらビジネスのためのものであり、医療・看護、保健・衛生といった分野のスタッフや学生には無縁のものと思われていました。

しかしいま、医療や福祉の現場では「医療の情報化」が急激に進み、病院では電子カルテシステム、オーダリングシステムが普及し、さらに電子メール、インターネットも必須になっています。ソーシャルワーカーの日常業務も、パソコンに情報を入力して統計的な処理を行っています。

また、最近では医療スタッフとして経験を積み、知識を深めるだけでは実績として認められず、積極的に研究成果を発表することが求められています。発表の仕方も、従来のように、黒板や OHP といった道具ではなくコンピュータを使って発表し、その内容についても、単に収集したデータを集計するだけでなく、統計的な分析を行い、その客観性を主張することが必要とされています。

このために、まず次の 3 つのことが必要です。

1．パソコンで文章や表を作成すること
2．集めたデータをもとに、簡単な統計処理をして数表やグラフを作成すること
3．その研究成果を、プレゼンテーションソフトを使って発表すること

さらに、高度情報化社会における危険性やデータの漏えい問題がありますが、法律も含めてその対策に対する知識が必要です。

本書ではこれらを解決するために、第 1 章では Windows の基本操作やトラブルの対処方法、情報セキュリティを、第 2 章では文章や表作成のための Word を、第 3 章ではプレゼンテーションの手段として PowerPoint や知的所有権を、第 4 章ではデータの集計や簡単な統計処理とグラフの作成のために Excel の使い方、そして個人情報保護法について解説しています。

続く第 5 章では Excel の「分析ツール」を中心に、統計学の基本的な考え方と実際の計算方法等を解説しています。この「分析ツール」を使いこなし、統計を使った研究発表資料を作成することが出来れば、あなたのプレゼンテーションはさらに説得力のあるすばらしいものになるでしょう。

第 6 章はインターネットの利用法、インターネットを利用する上での危険性とその対策、各種ファイルの解説にあてました。

読者の皆さんが、医療スタッフとして研鑽を重ねることはもちろん、この本をきっかけに、プレゼンテーションの能力と統計学への基礎的な理解を深めてくださることを期待しています。

2019 年 7 月

著者記す

目　次

# 第1章

# Windows ................................................ 1

## 課題 1-1　Windows の基本操作 ................................ 1

1.1　Windows の画面と開始・終了 .................................. 2

1.2　USB 対応の外付け機器（USB メモリやハードディスクなど）の
　　　取り扱い ...................................................... 6

1.3　各ドライブの内容を見る .................................... 7

1.4　フォーマット ................................................ 9
　　　　　（データ量の単位）
　　　　　（必要とされるパソコンの性能）

1.5　ファイルやフォルダの取り扱い ............................ 11

1.6　ファイルのバックアップ .................................... 15

1.7　印刷中の文書の表示と印刷文書（印刷ジョブ）の
　　　削除方法 .................................................... 16

1.8　Windows がフリーズしたときの処置 ........................ 17

1.9　Windows の更新とウィルス対策 ............................ 18

1.10　システムの復元 ............................................ 20

**コラム** 情報セキュリティ ...................................... 21

# 第2章

# Word ................................................... 22

## 課題 2-1　文書の作成 .......................................... 22
　　　　　（Word の画面説明）

iv

| 2.1 | 新しい文書ファイルを開く | 27 |
|---|---|---|
| 2.2 | 文書の保存と読み込み | 28 |
| 2.3 | ページの設定 | 33 |
| 2.4 | 文字の入力 | 35 |
| 2.5 | 数式の入力 | 38 |
| 2.6 | ページ番号の設定、日付の設定 | 40 |
| 2.7 | ヘッダーとフッターの設定 | 42 |
| 2.8 | 文字のスタイル | 44 |
| 2.9 | 段落の設定 | 46 |
| 2.10 | 箇条書きと段落番号 | 48 |
| 2.11 | 脚注の設定と解除 | 49 |
| 2.12 | 印刷 | 50 |
| 2.13 | 変更履歴 | 51 |
| 2.14 | コメントの挿入 | 52 |
| 2.15 | 文章の削除・複写・移動 | 53 |
| 2.16 | 改ページの設定と解除 | 54 |

## 課題 2-2　表（アンケート用紙）の作成 …… 55

| 2.17 | 枠を作る（罫線） | 55 |
|---|---|---|
| 2.18 | 簡易型の表の作成 | 58 |

## 課題 2-3　グラデーションを使った図形を描く …… 59

| 2.19 | 図形描画 | 59 |
|---|---|---|
| 2.20 | 図 | 66 |

（ローマ字・かな対応表）

練習問題1　データベース1（フェイスシート）

練習問題2　データベース2（データベースアセスメント）

練習問題3　社会福祉援助技術現場実習総括レポート

# 第3章

# PowerPoint …… 74

## 課題 3-1　スライドの作成 …… 74

（PowerPoint の画面説明）

| 3.1 | スライドの挿入とレイアウト変更、スライドの移動・削除 …… | 77 |
|---|---|---|
| 3.2 | スライドの簡易作成 …………………………………… | 78 |
| 3.3 | 文字情報の扱い ………………………………………… | 81 |
| | （図解の例） | |
| 3.4 | 数値情報の扱い ………………………………………… | 85 |
| 3.5 | 情報源の記入 …………………………………………… | 87 |
| **コラム** | **知的所有権について** ………………………………… | 87 |
| 3.6 | 背景色をつける ………………………………………… | 89 |
| 3.7 | 動きをつける …………………………………………… | 90 |
| 3.8 | プレゼンテーションの実行 …………………………… | 93 |
| 3.9 | リハーサルの設定 ……………………………………… | 95 |
| 3.10 | Word を使った配布資料の作成 ……………………… | 97 |

第4章

# Excel ……………………………………………………………………… 98

## 課題 4-1　アンケート用紙の作成 …………………………… 98
（Excel の画面説明）

| 4.1 | ブックの保存と読み込み ……………………………… | 101 |
|---|---|---|
| 4.2 | 文字・数字の入力 ……………………………………… | 104 |
| 4.3 | 列幅変更、範囲選択方法 ……………………………… | 106 |
| 4.4 | セルの書式設定 ………………………………………… | 108 |
| 4.5 | 罫線 ……………………………………………………… | 112 |
| 4.6 | ワークシートの印刷 …………………………………… | 113 |

## 課題 4-2　数値入力と関数とグラフ ………………………… 117

| 4.7 | ワークシートの挿入／削除 …………………………… | 118 |
|---|---|---|
| 4.8 | 行・列・セルの挿入／削除 …………………………… | 119 |
| 4.9 | 連続データの作成 ……………………………………… | 120 |
| 4.10 | 計算式の入力 …………………………………………… | 122 |
| 4.11 | 関数の入力 ……………………………………………… | 123 |
| 4.12 | セルの複写・移動 ……………………………………… | 128 |

| 4.13 | 式中のセル名の固定化（$）| 131 |
|---|---|---|
| 4.14 | グラフ | 132 |

## 課題 4-3　アンケートデータの入力と集計　145

| 4.15 | 質問票作成の注意、データ入力の注意 | 146 |
|---|---|---|

**コラム　個人情報保護法**　147

| 4.16 | 効率的な入力方法（リスト入力の設定）| 149 |
|---|---|---|
| 4.17 | ウィンドウ枠の固定 | 150 |
| 4.18 | 検索／置換 | 151 |
| 4.19 | 関数を利用した集計 | 152 |
| 4.20 | 抽出 | 153 |
| 4.21 | 並べ替え（ソート）| 155 |
| 4.22 | 重複データの削除、データの統合 | 156 |
| 4.23 | ピボットテーブル | 158 |
| 4.24 | 集計 | 163 |
| 4.25 | クイック分析 | 164 |
| 4.26 | 第 4 章のまとめ（練習問題）| 166 |

# 第5章

# 統　計　167

## 課題 5-1　「身長」や「血液型」のデータ　168

| 5.1 | データの分類 | 169 |
|---|---|---|
| 5.2 | 度数分布表とヒストグラム | 170 |
| | （Excel での処理）| |
| 5.3 | 基本統計量 | 173 |
| | （Excel での処理）| |
| 5.4 | 正規分布 | 179 |
| 5.5 | 検定 | 181 |
| | （Excel での処理）| |
| | （研究例 1）── $t$ 検定 | |
| | （研究例 2）── $\chi^2$ 検定 | |

目　次　vii

(統計解析のためのチャート)

### 課題 5-2　指導前と指導後の成績 ……………………… 188
5.6　対応のある $t$ 検定 ……………………… 188
（Excel での処理）

### 課題 5-3　男性と女性の赤血球 ……………………… 191
5.7　対応のない $t$ 検定 ……………………… 191
（Excel での処理）

### 課題 5-4　小学生の花粉症 ……………………… 195
5.8　クロス集計と $\chi^2$ 検定（対応のない場合） ……………………… 195
（Excel での処理）

### 参考：課題 5-5　サプリメントに対する考え方 ……………………… 198
5.9　クロス集計と $\chi^2$ 検定（対応のある場合） ……………………… 198

### 参考：課題 5-6　腫瘍マーカー検査 ……………………… 199
5.10　ノンパラメトリック検定（対応のある場合）
符号付順位和検定（Wilcoxon の $t$ 検定） ……………………… 199

### 参考：課題 5-7　受療群と非受療群の喫煙 ……………………… 200
5.11　ノンパラメトリック検定（対応のない場合）
順位和検定（Mann-Whitney の $U$ 検定） ……………………… 200

### 課題 5-8　骨密度と年齢 ……………………… 201
5.12　関係を求める（相関係数と回帰直線） ……………………… 201
（Excel での処理）

### 課題 5-9　肥満度3群の中性脂肪 ……………………… 206
5.13　一元配置分散分析 ……………………… 206
（Excel での処理）

# 第6章　インターネットと情報セキュリティ ……………… 210

6.1　インターネット ……………………… 210

| **コラム** | **ホームページ利用時の危険** | 212 |
| **コラム** | **ダウンロード時の危険** | 215 |

6.2　電子メール　　　　216

| **コラム** | **メール利用時の危険** | 217 |

6.3　ソーシャルネットワーキングサービス（ＳＮＳ）　　218

| **コラム** | **不正アクセス禁止法** | 219 |

6.4　ＰＤＦファイル　　　　220
6.5　圧縮と解凍　　　　222


索　引 …… 225


◇　本書では、Microsoft Office 2019 および Microsoft Office 365 を使用しています。
　2019 年 7 月ごろまでのバージョンで画面キャプチャ等を行っています。マイクロソフトでは定期的に更新プログラムを配布しているため、本書に出てくる画面と最新の画面とでは若干異なる場合があります。


◆　装幀　今垣知沙子（戸田事務所）

# 第1章 Windows

### 課題 1-1　Windows の基本操作

- コンピュータの基本概念を知ろう。
- フォーマットやフォルダの作成をしてみよう。☞p.9, 11
- パソコンのトラブル対処方法や情報セキュリティを知ろう。

## ■ コンピュータの5つの機能

コンピュータは、その大小にかかわらず、**記憶**・**演算**・**制御**・**入力**・**出力**の5つの機能を持っている。

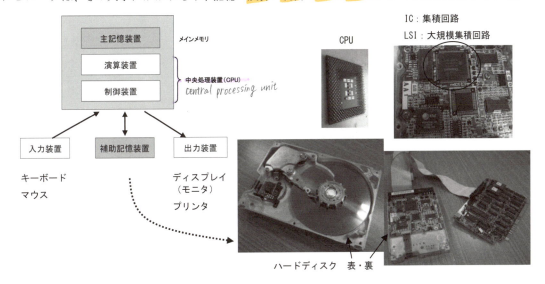

この機能を備えたハードウェア（機械）を使うためにはソフトウェア（プログラム）が必要である。

## ■ OS（Operating System）とは

OSとは、コンピュータのファイル管理、メモリ管理、入出力管理、ユーザーインターフェースの提供（利用者との仲介役）などをおこなう基本的なソフトウェアのことである。コンピュータはOSがないと動かない。すべてのアプリケーションソフトウェア（WordやExcelなど）はこのOSの上にのっている。Windowsは、マイクロソフトが開発したOSである。

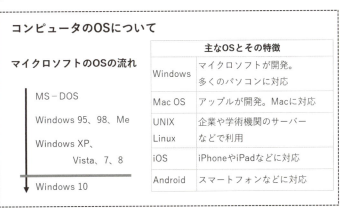

## 1.1　Windowsの画面と開始・終了

（1）スタート画面

Windows 10 の左下の スタート ボタンをクリックした画面

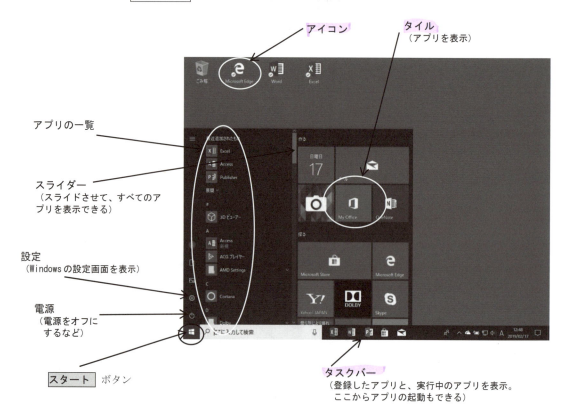

（2）アプリの開始と終了

● アプリの開始

　　実行したいアプリ（Word など）の**アイコン**をダブルクリック。

　または、

　　**タスクバー**の実行したいアプリをクリック。

　または、

　　左下の スタート ボタンをクリックした画面から、**スライダー**でアプリの一覧を出し、実行したいアプリをクリック。

　または、

　　実行したいアプリの**タイル**をクリック。

● アプリの終了

実行中のアプリの画面右上の ☒ ボタンをクリック。

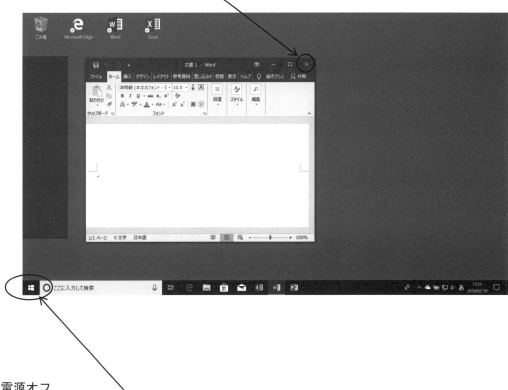

● 電源オフ

デスクトップ画面左下の スタート ボタンから、

⏻ [電源] ボタン → [シャットダウン]。

※ [電源] ボタンをクリックすると以下のメニューが表示される。

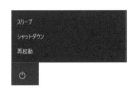

スリープ：現在の状態を保存して仮終了。
電源ボタンを押すと、再開する。
(Windows の立ち上がりは早いが、スリープ中、電力を微量使用する)
シャットダウン：完全終了。
再起動：終了させて自動的に再度立ち上げ。

「シャットダウン」「再起動」の代わりに、「更新してシャットダウン」「更新して再起動」と表示されるときは、操作後、Windows Update（1.9参照）が行われる。

第1章 Windows 3

## （3）ウィンドウの各部名称と基本操作

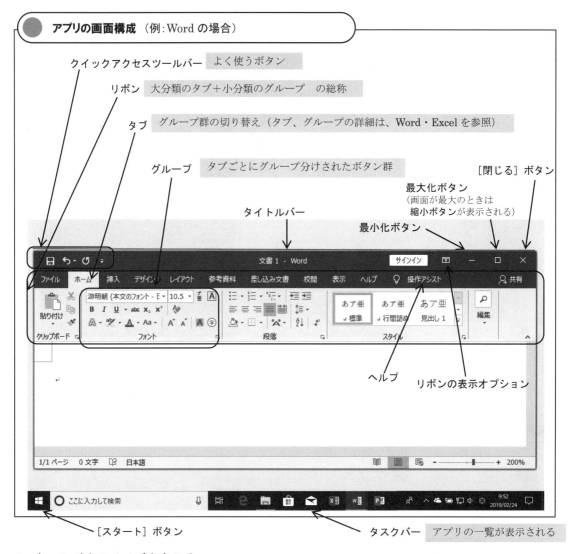

- ウィンドウのサイズを変える
  - ― （最小化ボタン）をクリックすると現在のウィンドウがタスクバー（画面最下段）のボタンになる。このとき、プログラムは起動中である。タスクバーのタスクボタンをクリックすると元に戻る。
  - □ （最大化ボタン）をクリックすると現在のウィンドウが最大化する。
  - ❐ （縮小ボタン）をクリックすると、最大化したウィンドウが元の大きさになる。
    ウィンドウの枠をマウスでポイントし、⟷ が出たところでマウスを押したまま移動させ（ドラッグ）、任意の大きさのところで離す（ドロップ）と、大きさが変わる。

- ウィンドウの移動
  ウィンドウ全体を移動したいときは**タイトルバー**をドラッグ＆ドロップする。

- ウィンドウの切り替え
  タスクバーのタスクボタンをクリックすると、実行プログラムの切り替えができる。

（4）パソコンの設定を変える

　インターネットやプリンタの設定など、パソコンの設定を変更したいとき以下の手順で行う。設定の詳細は各自のパソコンのマニュアルを参照。

　　デスクトップ画面左下の　スタート　ボタンから、
　　　　［設定］→　［Windows の設定］画面　→　…。

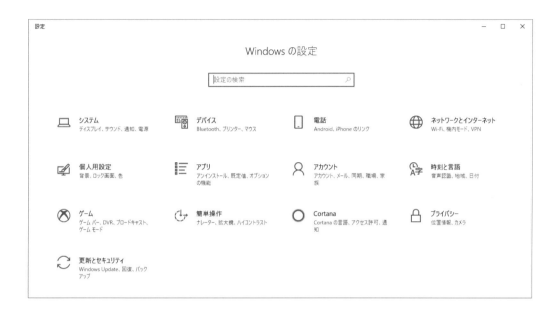

　該当箇所で、マウスの右ボタンをクリック（右クリック）すると、そのとき処理できる操作一覧が表示されるので、マウスの右ボタンも便利である（ただし、必ずしもすべての利用可能な操作が出るわけではない）。

　　（例）デスクトップ画面の何も無いところで
　　　　　右クリック→［個人用設定］→　…
　　　　　　デスクトップの背景などを変更できる

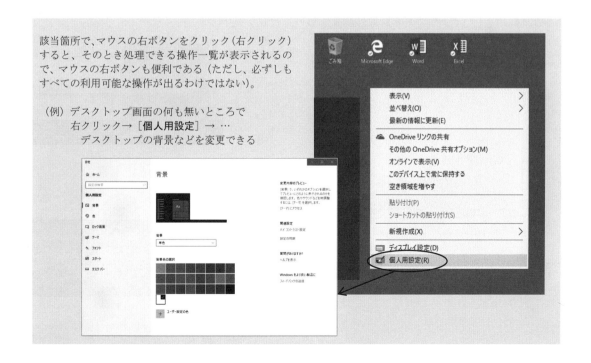

## 1.2　USB対応の外付け機器（USBメモリやハードディスクなど）の取り扱い

コンピュータにはUSB接続で利用できる多様な機器がある。
- キーボード、マウス
- プリンタ、スキャナ、デジタルカメラ、Webカメラ
- USB音源スピーカ
- リムーバブルディスク（外付けハードディスク、USBメモリ）

など。

*USB 2.0 → 480Mbps*
*USB 3.0 → 5 Gbps*

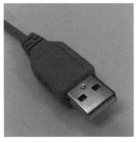
ＵＳＢ接続端子

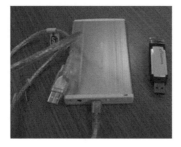
外付けハードディスク　　USBメモリ

### （１）取扱いの注意点

● セットするときは接続端子をUSB接続口に差し込むだけでよい。

　（USBメモリのウイルスチェックをする。　1.9参照。）

● 外すときは以下の手順で行う。

① 画面右下の  ハードウェアを安全に取り外し… をクリック。

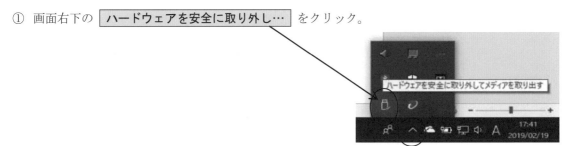

② デバイスを選択してクリック。

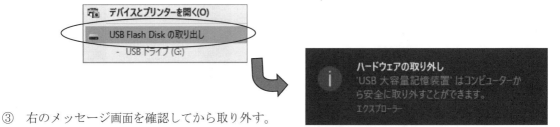

③ 右のメッセージ画面を確認してから取り外す。

2018年秋に出たWindows 10 バージョン1809からこの操作を行わなくてもUSBメモリを取り外すことができるようになった。

## 1.3　各ドライブの内容を見る

コンピュータの構成や、ドライブ、フォルダの内容を見たいときはエクスプローラーを利用する。

> ドライブとは、USBメモリなどの記憶媒体を読み書きする装置のことをいう。ハードディスクドライブや、DVDドライブ、USBドライブなどがある。
> C: やD: などのドライブ文字が割り当てられる。

### （1）エクスプローラー画面を開く

① タスクバーの［エクスプローラー］をクリック。

② 各々のアイコンをクリックする。

・**コンピュータの構成**が表示される。
　（表示される内容はパソコンごとに異なる）

・**内蔵ハードディスク(C:)** の内容が表示される。

・**USBドライブ**の内容が表示される。

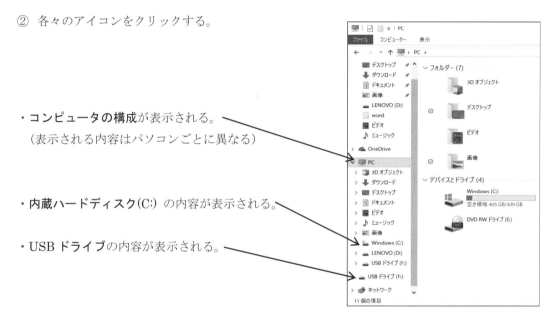

階層構造をたどれる

階層構造が表示される

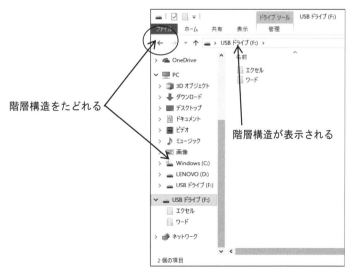

第1章　Windows　7

## （２）複数のエクスプローラー画面を開く

　ウィンドウを複数開きたいときは、［エクスプローラー］で立ち上げた画面の、［ファイル］→［新しいウィンドウを開く］をクリックする。

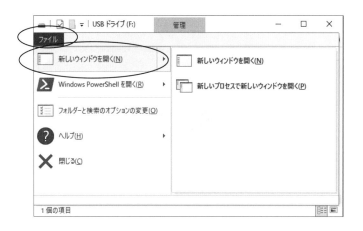

　同じウィンドウが２つできるので、それぞれタイトル部分をマウスでドラッグし、画面をずらす。

　それぞれのウィンドウ内容を変える。

クリックしてウィンドウの表示内容を変える

- 1.5(3) 　ファイルやフォルダを移動、複写する　で利用する。
- 1.6 　ファイルのバックアップ　で利用する。

## 1.4　フォーマット

（1）USB メモリのフォーマット

　内蔵ハードディスクの他に、文書等を保存しておく手段として USB メモリ、外付けハードディスクなどの補助記憶装置がある。補助記憶装置はきちんと中身を整えてからでなければ利用できない。中身を整えることを**フォーマット（初期化）**という。

　一般に USB メモリ、外付けハードディスクはフォーマット済みではあるが、再度フォーマットすることにより、記録していた内容をすべて消去できる。

### ■　フォーマットの方法

① ［**エクスプローラー**］をクリック。
② ［**USB ドライブ**］にマウスを持っていき（ポイント）、マウスの右ボタンをクリック。
③ 操作一覧の［**フォーマット**］をクリック。

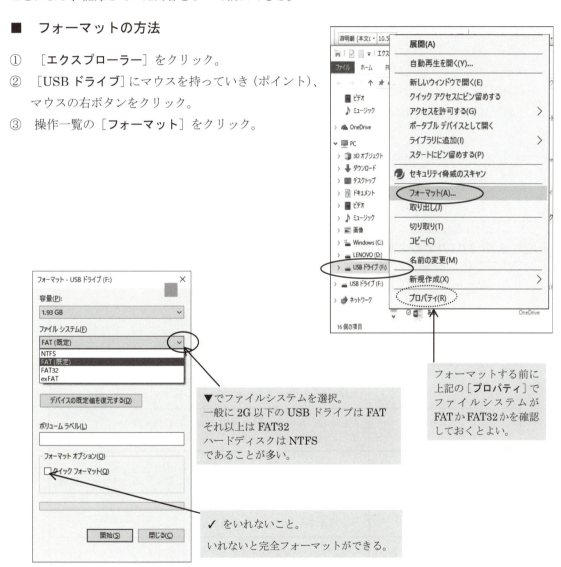

▼でファイルシステムを選択。
一般に 2G 以下の USB ドライブは FAT
それ以上は FAT32
ハードディスクは NTFS
であることが多い。

フォーマットする前に上記の［**プロパティ**］でファイルシステムが FAT か FAT32 かを確認しておくとよい。

✓ をいれないこと。
いれないと完全フォーマットができる。

④ 以上の設定をした後、 開始 をクリックするとフォーマットを開始する。

　　　　使用中の USB メモリをフォーマットしてしまうと、記録されていた内容はすべて消されるので十分注意すること。

第 1 章　Windows　9

## データ量の単位

コンピュータで扱うデータの最小単位は bit(ビット) と呼ばれている。1 bit は ON か OFF の状態であり、コンピュータは2進法で動いている。

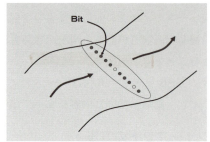

1 Byte = 8 bit = 半角1文字
2 Byte = 16 bit = 全角1文字

フォーマットで「1.44 MB」とあるのは、1.44MB（メガバイト）のことである。

$1.44 \times 10^6 = 1440000$ Byte
    = 半角144万文字

「M（メガ）」は $10^6 = 1,000,000$ を表す。

### 単位の頭につくもの

| K（キロ） | $10^3$ | m（ミリ） | $10^{-3}$ |
| M（メガ） | $10^6$ | μ（マイクロ） | $10^{-6}$ |
| G（ギガ） | $10^9$ | n（ナノ） | $10^{-9}$ |
| T（テラ） | $10^{12}$ | p（ピコ） | $10^{-12}$ |

大きい数を表すときに使う　　小さい数を表すときに使う

## 必要とされるパソコンの性能

（参考）Windows 10 の基本要件

| CPU | コア2Duo（デュアルコア）など<br>並列処理ができるので処理速度がはやい<br>1GHz以上のプロセッサ |
|---|---|
| メインメモリ | 32ビット版：1GB、64ビット版：2GB<br>数値が大きいほど作業能力が高い |
| グラフィックスカード | Microsoft DirectX 9 以上（WDDM 1.0 ドライバー）<br>表示用に使用 |
| 内蔵ハードディスク<br>（インストール時の空き容量） | 32ビット版：16GB、64ビット版：32GB<br>数値が大きいほどソフトウェアの動作やインターネットが快適になる、トラブルが減る |
| LANボード、無線LAN | インターネットに接続するには必要 |
| USB（Universal Serial Bus）<br>接続口 | USB対応の外部機器が増えている<br>　スキャナ、デジカメ、プリンタ、USBメモリ |
| DVDドライブ　など | |
| その他 | タッチ機能を使う場合は、マルチタッチに対応しているモニターが必要 |

※上記は最低限必要な性能。性能が高いほど動作は快適になる。

## 1.5 ファイルやフォルダの取り扱い

### （1）フォルダを作る

① 新規のフォルダを作りたい場所（ウィンドウ）を開いておく。
　（例）［**エクスプローラー**］をクリック → ［**USB ドライブ**］をダブルクリック。
② 開いたウィンドウ内でマウスを右クリック。
③ 操作一覧の［**新規作成**］→［**フォルダー**］。
④ カーソルが点滅している状態で、任意の名前を付け、 Enter キーを押す。

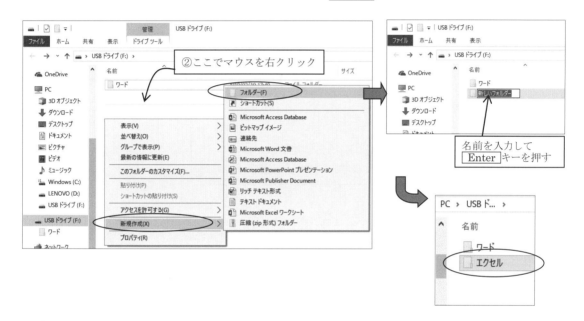

### （2）ファイルやフォルダの名前を変更する

① 名前を変更したいファイルやフォルダ（処理対象）をポイントし、マウスを右クリック。
② 操作一覧の［**名前の変更**］。
③ （1）の④と同様になるので、名前を変更する。

### （3）ファイルやフォルダを移動、複写する

① 移動や複写をしたいファイルやフォルダ（処理対象）をポイントし、マウスを右クリック。
② 操作一覧の［**切り取り**］。←移動のとき
　　　または
　操作一覧の［**コピー**］。　←複写のとき
③ 移動先または複写先のウィンドウを開く。
④ 開いたウィンドウ内でマウスを右クリック。
⑤ 操作一覧の［**貼り付け**］。

（４）ファイルやフォルダを削除する

① 削除したいファイルやフォルダ（処理対象）をポイントし、マウスを右クリック。
② 操作一覧の［削除］。　（キーボードの Delete キーでもよい）

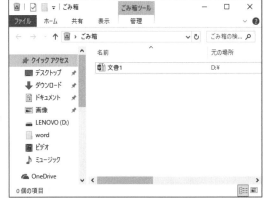

●内蔵ハードディスク内のファイルは削除するとごみ箱に入る。

ごみ箱　削除したファイルを一時的に保管しておく場所。

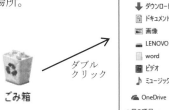

●削除したファイルはごみ箱から［元に戻す］ことができる。ただし、内蔵ハードディスク内のファイルのみ。
① ごみ箱 をダブルクリックして開く。
② 元に戻したいファイルを選択する。
③ メニューの［管理］→［選択した項目を元に戻す］をクリックする。

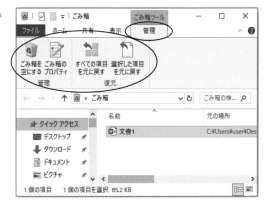

●ごみ箱の中身が完全にいらなくなったときには空にする。
① メニューの［管理］→［ごみ箱を空にする］をクリックする。

> USBドライブや外付けハードディスク（移動可能ドライブ）のファイルは［削除］で完全になくなる。元に戻せない。
> 右の画面が現れたとき、 はい を選ぶと完全に削除されるので注意する。

12

## （５）ファイルの詳細情報（作成者など）を変更する

① 詳細を見たいファイル（処理対象）をポイントし、マウスを右クリック。
② 操作一覧の［**プロパティ**］をクリック → ファイルの詳細情報が表示される。

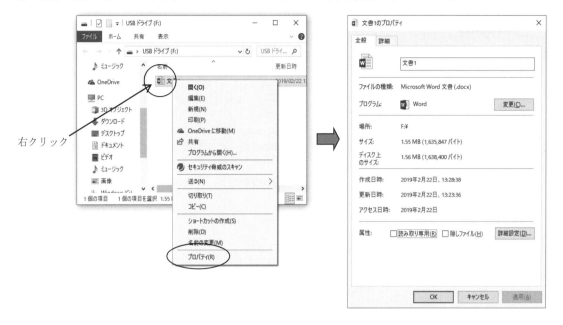

③ ［**詳細**］シートで、個人情報の変更ができる。

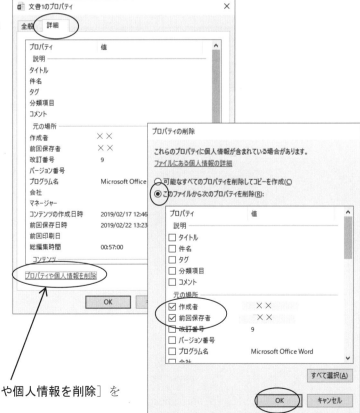

④ 項目削除の場合、［**プロパティや個人情報を削除**］をクリック。

第1章　Windows　13

（６）ファイルやフォルダを探す

①　探したい場所を開いておく。

（例）　［**エクスプローラー**］をクリック → ［USB ドライブ］をダブルクリック。

②　［**検索**］欄に名前を入力していくと、該当ファイルが一覧の形で次々と現れる。

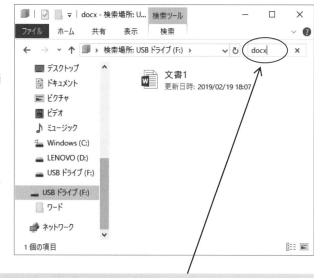

docx と入力すると、Word の文書をすべて探すことができる。

※デスクトップ画面の左下にあるタスクバーの検索ボックスでも、フォルダやファイルを探すことができる。

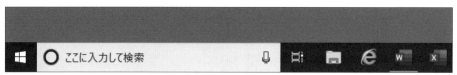

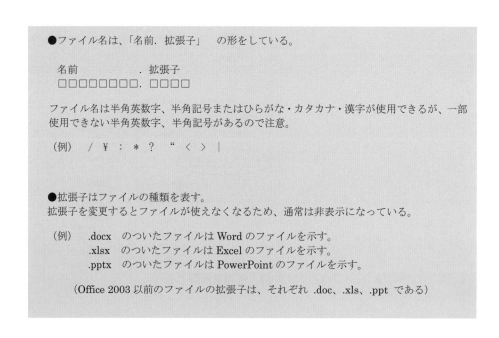

14

## 1.6　ファイルのバックアップ

### （1）USB ドライブ内のファイルのバックアップ保存

USB ドライブに保存したファイルは、内蔵ハードディスクや別の USB ドライブに保存しておくとよい。これをバックアップという。大事なファイルは必ず 2 か所以上に保存しておく。

（例）USB ドライブ（F:）内のファイルを、別の USB ドライブ（G:）に保存。

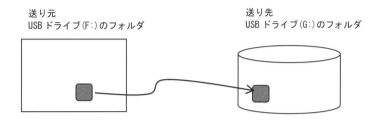

① 送り元を開く。

　　［**エクスプローラー**］をクリック → ［USB ドライブ（F:）］をクリック(1.3 参照)。

② 送り先を開く。

　　①の画面の［**ファイル**］→［**新しいウィンドウを開く**］をクリック。

　同じウィンドウが 2 つできるので、それぞれタイトル部分をマウスでドラッグし、画面をずらす。

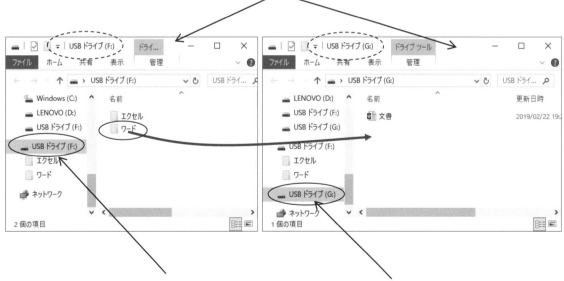

　　一方の画面は［USB ドライブ（F:）］のまま、もう一方は［USB ドライブ（G:）］などクリック。

③ 保存したいファイルやフォルダを、F:から G:へ、ドラッグ＆ドロップ。

第 1 章　Windows　15

## 1.7　印刷中の文書の表示と印刷文書（印刷ジョブ）の削除方法

（１）印刷文書の削除方法

　「印刷しようとしたが印刷されない」などのトラブルの場合には、印刷待ちのデータとして「印刷ジョブ」が残ってしまうことがある。以下の方法で、自分の送った印刷文書（印刷ジョブ）を削除しておくこと。プリンタを共有している場合、この作業をしておかないと、次に使う人も印刷できなくなる場合があるので注意。

① 画面右下の　　　ボタンをダブルクリック。

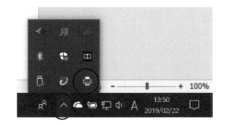

　　（注）このボタンは印刷時のみ現れる。

② 印刷状態の画面から、削除したい文書をクリックして選択。

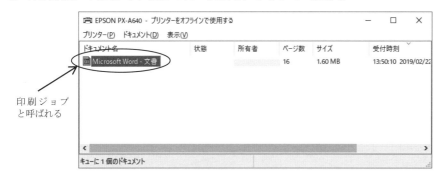

印刷ジョブ
と呼ばれる

③ メニューの［ドキュメント］→［キャンセル］。

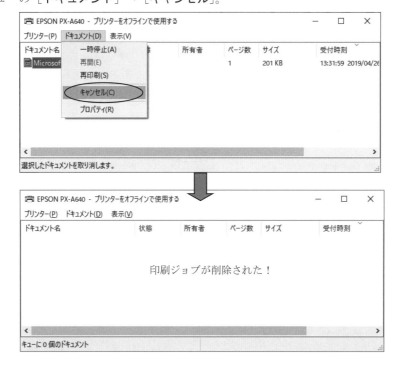

16

## 1.8 Windowsがフリーズしたときの処置

### （1）フリーズしたときの処置

作業中に、キーボードやマウス操作を全く受けつけなくなった（フリーズした）ら、次の操作を行う。

① $\boxed{\text{Ctrl}}$ ＋ $\boxed{\text{Alt}}$ ＋ $\boxed{\text{Delete}}$ の3つのキーを同時に押す。

② 次のような画面が出るので、$\boxed{\text{タスク マネージャー}}$ をクリック。

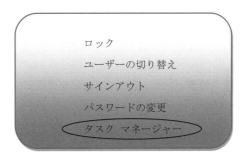

③ $\boxed{\text{応答なし}}$ のプログラム（処理対象）をクリックして青くする。

（もし下の画面がでたら、[簡易表示] をクリック）

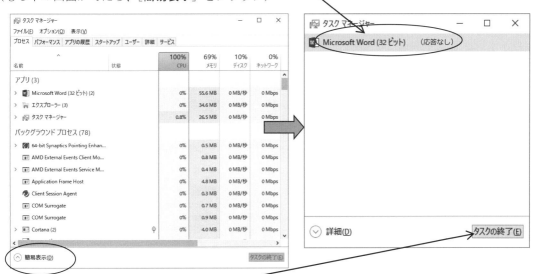

④ $\boxed{\text{タスクの終了}}$ をクリックすると、指定したプログラムを強制終了できる。

⑤ ④の操作を受けつけないときは、電源ボタンを数秒押し続けて電源を落とし、10秒ほど待ってから電源を入れ直す。電源を落とすときは、ハードディスクアクセスランプ（ の形が多い）が点灯していないことを確認する。点灯中に落とすとハードディスクが壊れ、データがすべてなくなる危険性が高い。

## 1.9　Windowsの更新とウイルス対策

インターネットに**常時接続**しているとさまざまな被害にあうことがある。被害にあわないよう、また他の人に被害を与えないために以下のことは最低限行っておくこと。

### （1）Windows Update

Windows、Office（WordやExcel）は新手のウイルスへの対応などのため、マイクロソフト社により修正が頻繁に入るので、常に最新の状態にしておく必要がある。

自動更新の設定になっている場合はよいが、以下のようにすれば任意のタイミングで最新の状態にすることができる。

　スタート　ボタン → ⚙ ［**設定**］→ ［**更新とセキュリティ**］→ ［Windows Update］→ …
　　最新の状態でない場合、　**更新プログラムのチェック**　。

● 電源オフを行うとき、　スタート　ボタン → ⏻ ［**電源**］ボタン →

［**更新してシャットダウン**］や［**更新して再起動**］のメッセージがでるのは、Windows Updateを行うためである。

### （2）ウイルス対策

> **ウイルス**：コンピュータの記憶媒体やネットワークを通じてプログラムなどに侵入し、コンピュータシステム破壊やデータ盗取などをするプログラム

ウイルスの被害にあわないために、シマンテックやトレンドマイクロなどの**ウイルス対策ソフト**は必ずインストールすること。また、そのウイルスソフトの検索エンジンなどは常に更新しておくこと。

導入することにより、ドライブやフォルダのウイルスチェックができる。

（例）［**USBドライブ**］（処理対象）をポイントし、マウスを右クリック → ［**セキュリティ脅威のスキャン**］や［**ウイルス検索の実行**］等。

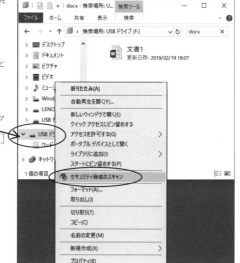

> Windows 10にはWindows Defenderというウイルス対策ツールが標準で組み込まれている。**最低限**のセキュリティ対策はこのツールでも行うことができる。

- 代表的なウイルスを示す。
    - ワーム型      ：複製で自己増殖する。（システムやネットワークの性能を劣化させる。）
    - キーロガー    ：キーボードの操作情報を記録する。（ネットカフェなど不特定多数の人が
                      使用する場所でIDパスワードなどを入力しない。）
    - スパイウェア  ：コンピュータ内情報を外部に送信する。
    - トロイの木馬  ：潜伏型。
    - ボット        ：外部から遠隔操作される。（悪質情報を遠隔操作でばらまかれる。）
    - ランサムウェア：身代金要求。                                                    など。

- ウイルスの主な感染経路
    - 信頼できないサイトからのプログラムのインストール
    - 電子メールの添付ファイル
    - USBメモリ
    - ファイル交換ソフトの使用
    - HTML形式の電子メールをプレビュー
    - マクロウイルス（Word、Excelなどに埋め込まれたプログラム）                      など。

## （3）ファイアウォールの設定

インターネットを使用している場合、ネット上で他のパソコンから侵入されるのを防ぐために**ファイアウォールの設定**をしておくこと。

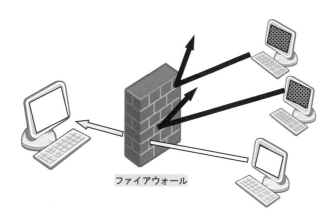

通常、ファイアウォールは有効になっているが、確認しておくとよい。

スタート ボタン → ⚙ ［設定］ → ［更新とセキュリティ］ → ［Windowsセキュリティ］ → ファイアウォールとネットワーク保護 。

**ウイルス対策ソフト**でもファイアウォール機能を設定できるので、そちらでファイアウォールを有効にしてもよい。

## 1.10 システムの復元

　新しいソフトを入れたときなど、システムの設定にかかわる変更をしたときにWindowsが正常に動かない状態になるときがある。新しいソフトを削除してもトラブルが直らない場合にWindowsのOSを再インストールする方法があるが、時間がかかるので、その前に「システムの復元」をしてみる。

### （1）復元ポイントの作成

　システムに変更を加えたとき（Windows Updateなど）は自動的に復元ポイントが作成される設定になっている。

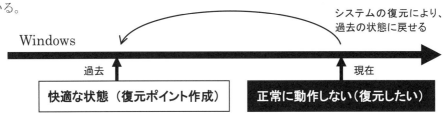

### （2）システムの復元

　トラブル発生のとき、コンピュータのシステムをすべて正常に機能していた日時の状態に復元してみる。個人用ファイルに影響は与えない。

　復元されるものはシステムで、自分のデータは残るが、この復元操作を行う前には念のため自分が作ったデータをあらかじめバックアップしておいたほうがよい。また、**復元日以後**にインストールしたソフトなどは再インストールする必要がある。

スタート ボタン → ⚙ ［設定］→ 設定の検索 に
「 システムの復元 」と入力 → ［復元ポイントの作成］をクリック →
　　　　　　　　　　　システムのプロパティ の［システムの復元］をクリック

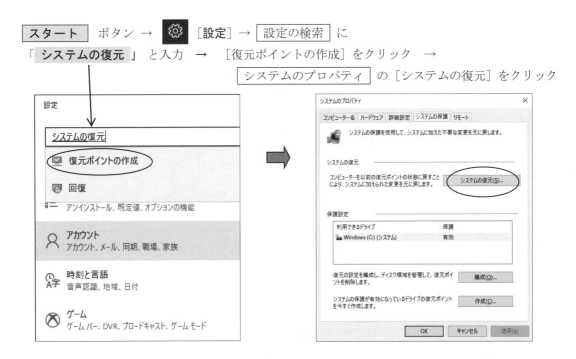

　以降画面の指示通り、戻したい日付を指定することで、システムが復元される。

## 情報セキュリティ

コンピュータ情報のセキュリティ（保護、保障）で一番大事なことは、データの保護である。そのためにすべきことをまとめてみる。

- ファイルの復旧対策
  データは、誤って消去したり壊れたりしたときのためにバックアップをする。
  　　　　（参考）1.5 ファイルやフォルダの取り扱い
  　　　　　　　　1.6 ファイルのバックアップ

  また、記憶媒体は、フロッピーディスク→ MO・CD → USB メモリや DVD などと、めまぐるしく変化している。古いままにしておくといずれ読めない状態になるので重要なデータは新しい記憶媒体に移し換えておく。

- 情報の漏洩防止対策
  USB メモリなど移動可能な記憶媒体は、暗号化をする。
  コンピュータ廃棄の場合、ハードディスク内を**完全消去**する。
  　　　　（参考）1.4 フォーマット

- コンピュータウイルス対策
  ウイルスの感染により、データや個人情報の漏洩が大きな社会問題になっている。

  ・不審なメールや添付ファイルは開かない。
  ・不審なホームページは閲覧しない。
  ・個人情報を送るサイトは暗号化認証しているか確認。

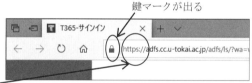

　（https:// で始まっているホームページは通信内容が暗号化されている。ただし、暗号化されている、というだけで、https://で始まる不正サイトは多数ある）

などが大事ではあるが、**Windows の更新プログラムを最新の状態にする**ことや、**ウイルス対策ソフトの導入、ファイアウォールの設定**をきちんと行う。
　　　　（参考）1.9 Windows の更新とウイルス対策

情報セキュリティの詳細は第6章を参照。

> 2000 年に「不正アクセス禁止法」が施行された。
> ・他人の ID・パスワードを利用して他人になりすまし、コンピュータを不正に使用する行為
> ・セキュリティホール等を突いて、コンピュータを不正に使用する行為
> ・他人の ID・パスワードを提供する行為　　　　　　　　　　　　　　　などの禁止。

- 利用者の制限
  コンピュータへのアクセスに、ID とパスワードを設定し、本人以外が利用できないようにする。また、パスワードには管理者と一般ユーザーなど、情報を見ることのできるレベルを設定（アクセス権限の管理）し、重要な情報は管理者しか利用できないようにする。

- 企業や病院における管理
  ・入退館管理、盗難等の防止、コンピュータの蓄電機能や並行稼動。
  ・識別と認証（指紋や静脈による生体認証など）、アクセス権限の管理、アクセスの記録。
  ・不正ソフトウェア対策、データ転送時の漏洩対策。

# 第2章 Word

ワード（Word）は、マイクロソフトが提供する文書作成ソフトである。ここでは、文書作成のための様々な機能、図形や表の入れ方、および加工について説明する。

## 課題 2-1　文書の作成

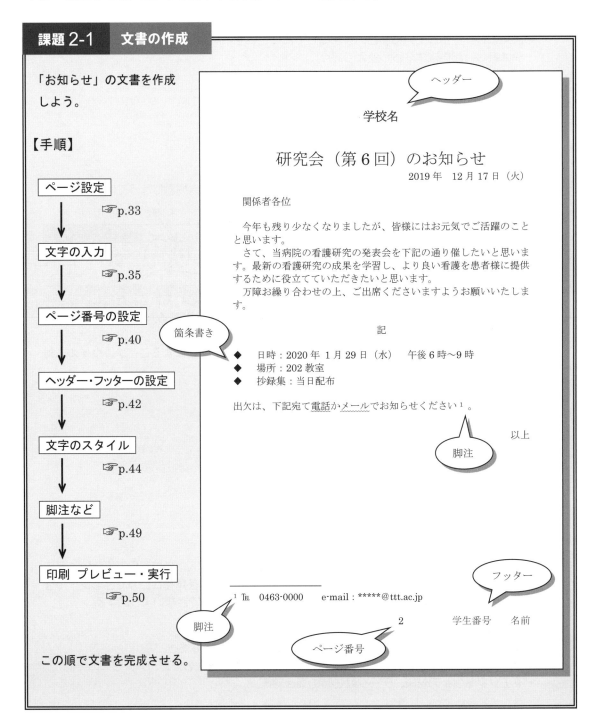

● **Word の画面説明**

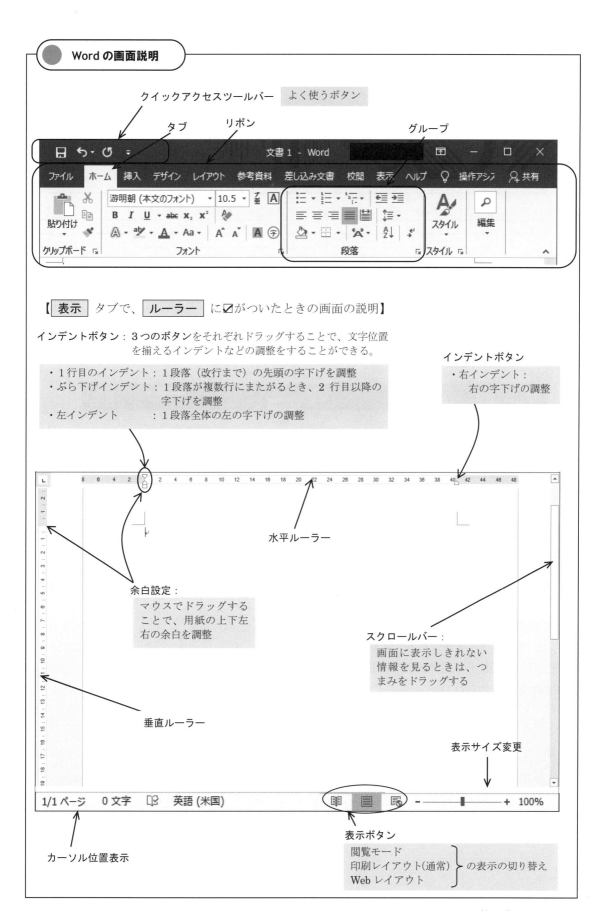

## （１）リボン、タブの説明

● リボンの基本構成

９つの基本的なタブから成り立つ。タブをクリックすることにより、グループ化されたボタン群が表示される。

| タブ | グループ |
|---|---|
| ファイル | 情報　新規　開く　上書き保存　名前を付けて保存　履歴　印刷　共有　エクスポート　閉じる　アカウント　フィードバック　オプション |
| ホーム | クリップボード　フォント　段落　スタイル　編集 |
| 挿入 | ページ　表　図　アドイン　メディア　リンク　コメント　ヘッダーとフッター　テキスト　記号と特殊文字 |
| デザイン | ドキュメントの書式設定　ページの背景 |
| レイアウト | ページ設定　原稿用紙　段落　配置 |
| 参考資料 | 目次　脚注　調査　引用文献と文献目録　図表　索引　引用文献一覧 |
| 差し込み文書 | 作成　差し込み印刷の開始　文章入力とフィールドの挿入　結果のプレビュー　完了 |
| 校閲 | 文章校正　音声読み上げ　アクセシビリティ　言語　コメント　変更履歴　変更箇所　比較　保護　インク |
| 表示 | 表示　イマーシブ　ページ移動　表示　ズーム　ウィンドウ　マクロ　SharePoint |

● 機能別・リボンの構成

グラフや図形などが処理対象のとき（グラフや図形をクリックする）に現れるタブ。

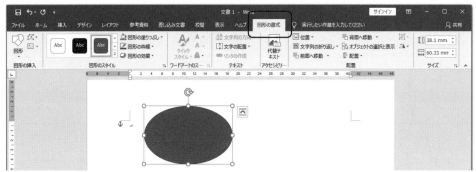

※　以降の Word 操作を、**タブ → （グループ）ボタン** の形で説明していく。

マウスの右ボタンをクリックすることにより、そのとき処理できる操作一覧が表示されるので、慣れるとマウスの右ボタンも便利である（ただし、必ずしもすべての利用可能な操作が出るわけではない）。

（例）「よい天気」を選択 → マウスの右ボタン。

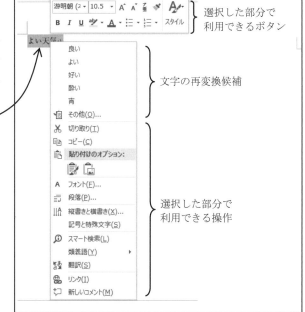

（２） 表示 タブ について

作業画面の表示状態を変えたいときに使うタブ。

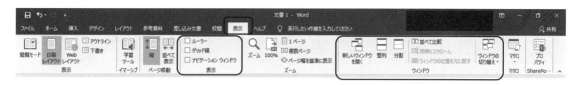

● グリッド線： 配置の補助として表示される線。表示／非表示を選択できる。
　表示 タブ → ( 表示 グループ) グリッド線 に☑を付けると表示される。

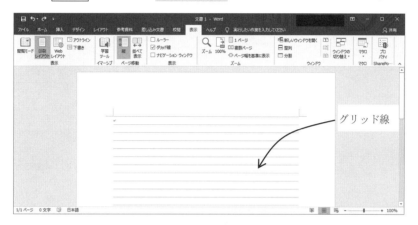

● ルーラー： 文書に目盛を表示する。インデントボタンなどを使うとき必要。
　表示 タブ → ( 表示 グループ) ルーラー に☑を付けると表示される（参照 P.23）。

● ナビゲーション： キーワードを検索したり、見出しスタイルを設定した段落を表示したり、任意のページにとぶことができる。
　表示 タブ → ( 表示 グループ) ナビゲーション ウィンドウ に☑を付けると表示される。

キーワードを入力すると、文書内を検索してくれる。

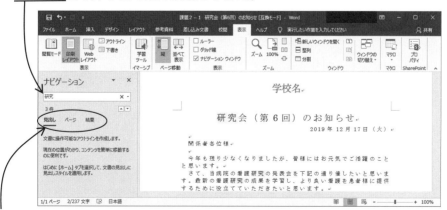

見出し　見出しスタイルを設定した段落が表示され、文章構成を確認できる
ページ　ページ一覧を表示できる

第２章　Word　25

- 画面分割：作業画面を分割できる（同じ内容の画面が二つできる）。
  作業はどちらの画面にも反映される。

  表示 タブ → ( ウィンドウ グループ) 分割 をクリック。
  ( 解除は、表示 タブ → ( ウィンドウ グループ) 分割の解除 をクリック。)

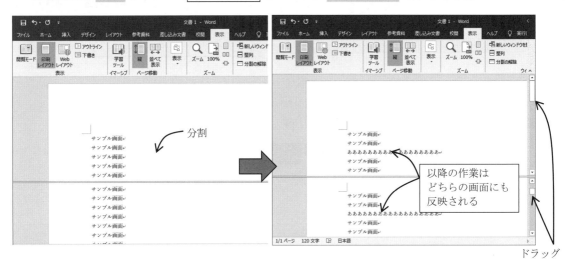

  表示 タブ → ( ウィンドウ グループ) 新しいウィンドウを開く も同じ機能を持つ。

- 画面分割の解除： 表示 タブ → ( ウィンドウ グループ) 分割の解除 をクリック。

---

元に戻す処理
処理を誤ったときは、クイックアクセスツールバーの ↶ （元に戻す）をクリックすると、処理を取り消し元の状態に復帰できる。

## 2.1　新しい文書ファイルを開く

Wordを立ち上げて、白紙の文書や原稿用紙、テンプレートを開いてみよう。

●白紙の文書を開く
① Wordを立ち上げる。
② 白紙の文書 をクリック。

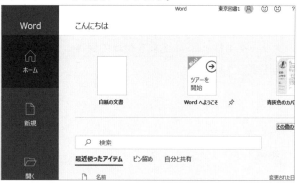

●原稿用紙を開く
① 白紙の文書を開く。
② レイアウト タブ → （ 原稿用紙 グループ） 原稿用紙設定 をクリック。
③ スタイル、文字数×行数などを指定し、 OK ボタンをクリック。

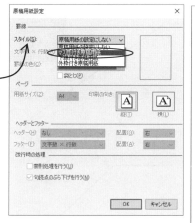
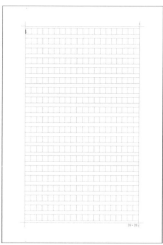

●オンラインテンプレートを活用する（インターネットにつながっていることが前提）
　Wordにはさまざまなひな形が無料で用意されている。

例：履歴書を開く
① ファイル タブ → 新規 →
［オンライン テンプレートの検索］
欄に「履歴書」を入力して検索。

② 「履歴書 A4blue」などをクリックし、 作成 をクリックすると、ダウンロードされる。

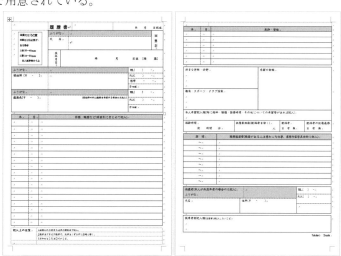

第2章　Word　27

## 2.2　文書の保存と読み込み

### （1）文書の新規保存

① ファイル タブ → 名前を付けて保存 を
　クリックすると、 名前を付けて保存 の画
　面が表示される。

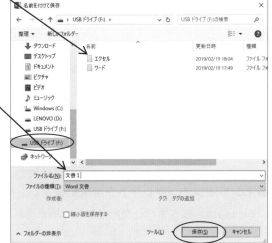

② 保存先を指定する。
　　参照 ボタンをクリック

　　（例）［USBドライブ］をクリック。
　　　フォルダ内に保存のときは、フォルダをダブルクリック。
　　　※USBを使用していない場合は
　　　［USBドライブ］は表示されない。

③ ファイル名は自動でつくが、変更したい場合は、
　［ファイル名］欄をクリックし、任意の名前を付け
　る。

④ 保存場所とファイル名を確認して 保存 をクリ
　ックすると保存される。
　　保存された後は、タイトルバーに文書名が表示さ
　れる。

---

**バージョンを下げて保存する方法**

Word 2003 以前のバージョンでは、通常、Word 2019 で作成した文書を開けない。
開けるようにするには、あらかじめ Word 2019 でファイルの種類を変更して保存しておく。
　　ファイル タブ → 名前を付けて保存 → 参照 ボタン → 保存先、ファイル名を
　　指定、ファイルの種類 → Word 97-2003 文書 をクリック。
以降、上記 ④ は同じである。

---

### （2）文書の上書き保存

　追加や修正など編集した内容は同じファイル名で更新保存できる。
① ファイル タブ → 上書き保存 。

## （3）文書の読み込み

一度保存した文書を編集したい場合、画面に読み込んでから編集する。

① ファイル タブ → 開く をクリックすると、開く の画面が表示される。

② ファイルの場所を指定する。
（例） 参照 ボタンをクリック → ［USB ドライブ］をクリック→（フォルダ内のときは）フォルダをダブルクリック。

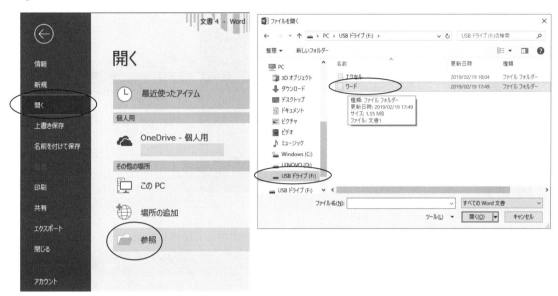

③ ファイル名が一覧表示されるので、呼び出したいファイル名をクリックする。

④ 開く をクリックすると、文書が呼び出される。

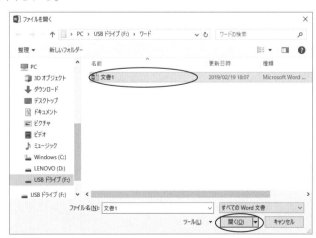

第2章 Word 29

## （4）保存した文書の保護（パスワードの設定）

文書作成後にパスワードを設定して、文書を保護することができる。

① ファイル タブ → 情報 をクリックすると、 情報 の画面が表示される。

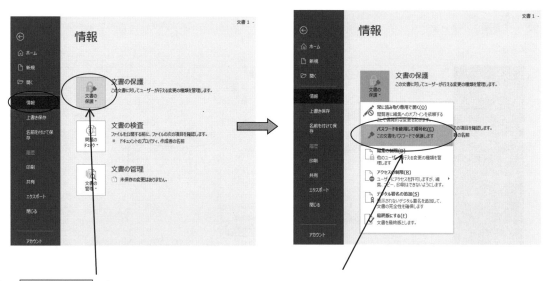

② 文書の保護 ボタンをクリック → ［パスワードを使用して暗号化］を選択。

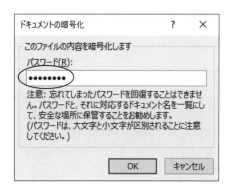

③ パスワードを入力し、 OK をクリックすると、 パスワードの確認画面 が表示され、パスワードを再入力すると、文書にパスワードが設定される。

● パスワードの解除は、同様の手順でパスワードを消す。

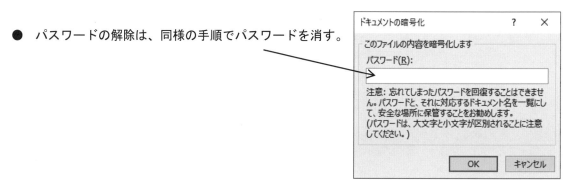

（5）OneDrive の扱い

● 文書の OneDrive への新規保存

① 名前を付けて保存 の画面で、 参照 ボタンをクリック。
② ［OneDrive］をクリック。
③ ファイル名を指定。
④ 保存 をクリック。

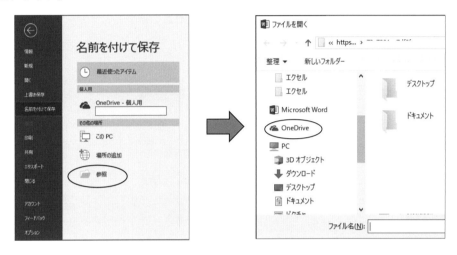

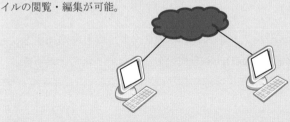

OneDrive はマイクロソフトが提供しているクラウドサービスで、インターネット上にある、専用のファイルの保存場所。

インターネットに接続している端末なら、自宅や外出先の複数のパソコンなどからファイルの閲覧・編集が可能。

OneDrive の利用には Microsoft アカウントが必要。

OneDrive では、自分1人で利用するだけでなく、複数のユーザーでファイルを共有することもできる。

なお、ファイルは一つなので、削除、移動したら OneDrive にはなくなる。

また、**情報漏洩の危険**がまったくないわけではない。

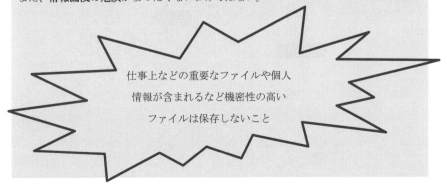

仕事上などの重要なファイルや個人情報が含まれるなど機密性の高いファイルは保存しないこと

● 文書の、OneDrive からの読み込み

① ファイル タブ → 開く をクリックすると、 開く の画面が表示される。
② 参照 ボタンをクリック → [ OneDrive ] をクリック → ファイル名をクリックする。
③ 開く をクリックすると、文書が呼び出される。

● 文書の、他の OneDrive からの読み込み

① ファイル タブ → 開く をクリックすると、 開く の画面が表示される。

② 場所の追加 をクリック → OneDrive をクリック。

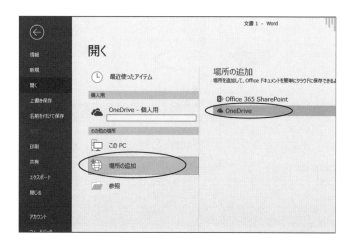

③ 別の Microsoft アカウントのメールアドレス（＋パスワード）などを追加することにより，複数の OneDrive を利用できる。目的別に OneDrive を使い分けるといったことが可能。

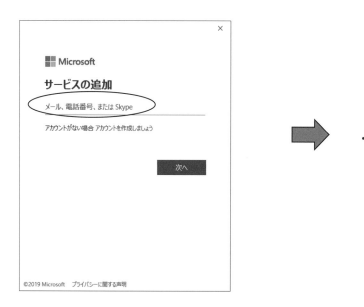

## 2.3 ページの設定

> 課題2-1 で
> 　1行の文字数を30文字、1ページの行数を45行にしよう。

### (1) 文字数、行数の設定

文書を書き始める前に、1行の文字数、1ページの行数を設定する。

① **レイアウト** タブ → (**ページ設定** グループ の右下) をクリックすると **ページ設定** 画面が表示される。

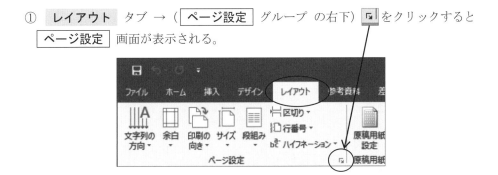

② **文字数と行数** シートでの指定。

1行の文字数と1ページの行数を指定する（字送り、行送りは自動計算される）。

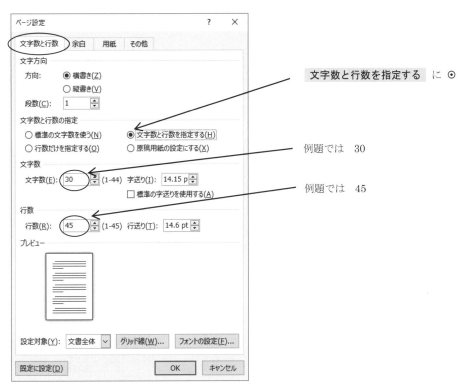

③ **OK** をクリック。

## （２）ページ全体の設定

文書全体の設定を一度に変更できる。

縦書きにする・用紙を横置きにする・サイズをA4以外にする・2段組み・3段組みにする…など。

レイアウト タブ →（ ページ設定 グループ）の各ボタンを使用する。

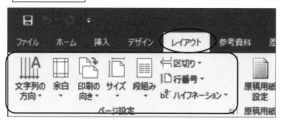

● 見開きの形（両面印刷して片側をホチキス綴じ）にしたいときの設定

レイアウト タブ →（ ページ設定 グループ） 余白▼ → 見開きページ をクリック。

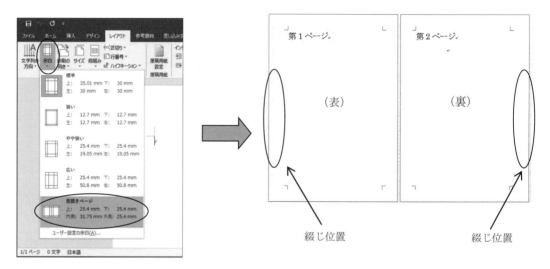

● 2段組みにしたいときの設定

レイアウト タブ →（ ページ設定 グループ） 段組み▼ → 2段 をクリック。

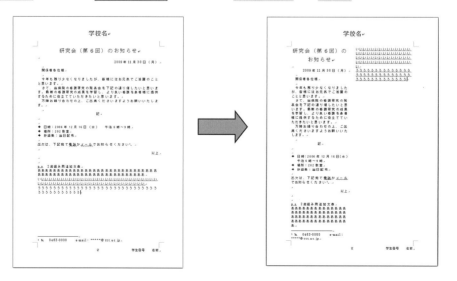

## 2.4 文字の入力

課題2−1 で 文章を入力しよう。

Microsoft IME 日本語入力システムを利用する。

### (1) Microsoft IME 日本語入力システムの説明

画面右下の「あ」を右クリックし、オプションを表示する。

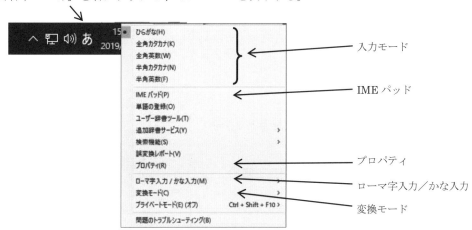

● 入力モード

通常、キーボードからの日本語入力はローマ字入力の設定になっている。入力モードの切り替えで、以下のような変換になる。

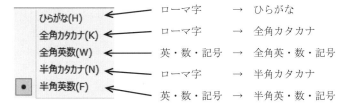

#### ローマ字入力の注意点

ひらがなの小文字を単独で入力するには、先頭に L または X をつけて入力する。
　LA→ぁ　LI→ぃ　XYA→ゃ 等
その他、ローマ字表（p.70）を参照。

#### カタカナ入力

一般の外来語は漢字変換でカタカナに変換できる。全角カタカナ／半角カタカナは積極的にカタカナに変換したいとき設定する。

#### あと変換

普通**入力モード**の切り替えをしてから、ひらがなやカタカナの入力をするが、キーをたたいた後で、文字の下に............が引かれている間は、キーボードのファンクションキーを利用して、それぞれの文字を、カナ・半角・無変換 などにできる。

未確定文字 → F6　ひらがな
未確定文字 → F7　全角カタカナ
未確定文字 → F8　半角カタカナ
未確定文字 → F9　全角英数（無変換）
　　　　　　　　　（キーボードそのまま）
未確定文字 → F10　半角英数（無変換）
　　　　　　　　　（キーボードそのまま）

（例）　とうかい　→　F9　t o u k a i

● IME パッド

読みの不明な漢字を、Ⓐ手書き、Ⓑ文字一覧、Ⓒ総画数、Ⓓ部首で探すことができる。

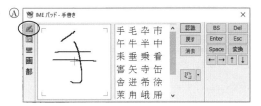
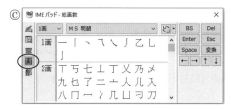
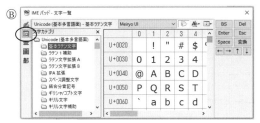
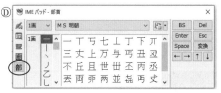

● プロパティ → 詳細設定

Microsoft IME 日本語入力システムの設定を変更できる。

 ボタンをクリック。

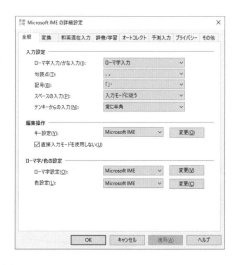

● ローマ字入力／かな入力

　ローマ字入力　を選択　　➡　通常（ローマ字入力）　　（例）　AAAAA　→　あああああ
　かな入力　　　を選択　　➡　かな入力　　　　　　　　（例）　AAAAA　→　ちちちちち

● 変換モード

　一般　　　　を選択　　➡　通常（漢字変換する）　　（例）　ああ　→　嗚呼
　無変換　　　を選択　　➡　キーボードそのまま　　　（例）　ああ

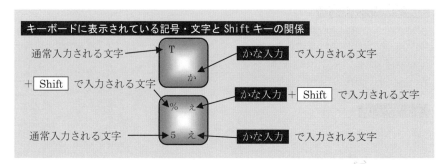

（参考）大文字／小文字の入力　（「全角英数」または「半角英数」入力時）　通常　ａａ
　　　　　　　　　　　　　　　　　　　　　　　　　　　　　　　　　　＋ Shift で　ＡＡ

## （２）漢字変換

漢字変換の過程は３段階に分かれる。

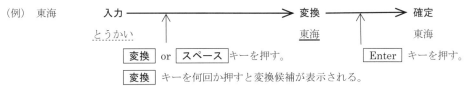

● 部分確定と文節の変換

文章中文字の変換は文節という区切りの単位で行う。文節とは文を不自然にならない程度に小さく区切った単位のこと。全文を入力し、変換 キーで変換する。

**全文を確定する場合は** Enter キーを押す。

**文節の区切り変更は** Shift ＋ → キーまたは Shift ＋ ← キー を押す。

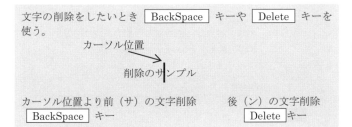

● 漢字変換確定後の修正

漢字変換確定後に漢字などを直したいとき

① 修正したい文字を選択しておく。

　（例）　漢字 変換 訂正例

② マウスの右ボタンをクリックすると変換候補がサブメニューの上に出るので選択する。

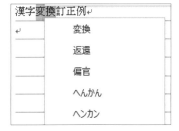

## （３）記号入力

「読み」（例：電話（℡）等）を入力して 変換 キーを何回か押せば表示できる記号もあるが、変換では呼び出せない記号の入力方法を説明する。

　（例） ☺ ☞ 等

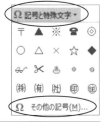

① **挿入** タブ → ( 記号と特殊文字 グループ) **記号と特殊文字▼** をクリック。

② ［その他の記号］をクリックすると 記号と特殊文字 画面が表示される。

③ ☺ をクリックし、挿入 をクリックすると、文書中に☺が表示される。

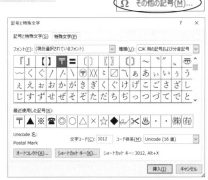

ここで挿入した文字は、フォントを変えると表示されなくなる場合もあるので注意。
また、プリンタによっては印刷されない場合もある。

## 2.5 数式の入力

文書の中に、数学で使う数式などを入れる。

### （1）手書き入力

① Word 文書内で、数式を記入したい場所をクリック。
② 挿入 タブ →（ 記号と特殊文字 グループ） π をクリックすると右のウィンドウが表示される。
③ インク数式 をクリック。
④ 数式入力コントロール画面が表示されるので、数式をマウスで手書きしていく。

（例） $x \pm \sqrt{y^2}$

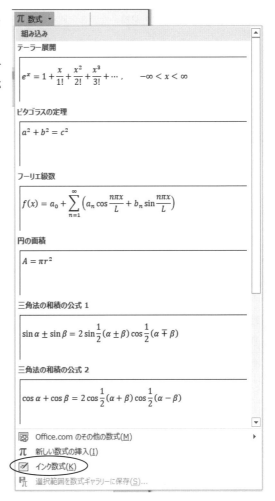

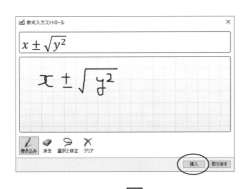

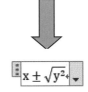

⑤ 作成後の加工：修正したい部分をドラッグし、変更する。

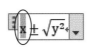  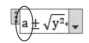

⑥ 削除のとき：数式をドラッグして Delete キー

## （2）ボタンを利用した入力

① 数式を記入したい場所（下図）をクリック。

② 挿入 タブ →（記号と特殊文字 グループ）π をクリック。新しい数式の挿入 をクリックすると、「数式入力領域」と、数式 タブが表示される。

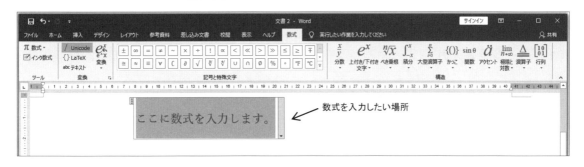

③ 数式を入れていく。

（例） $x \pm \sqrt{y^2}$

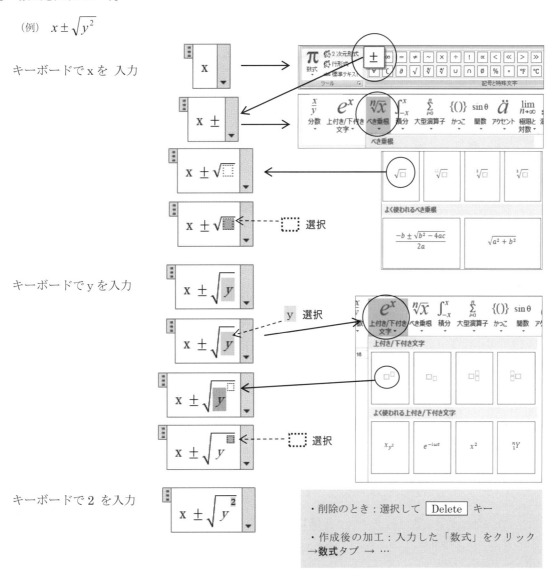

・削除のとき：選択して Delete キー

・作成後の加工：入力した「数式」をクリック
→数式タブ → …

## 2.6　ページ番号の設定、日付の設定

課題2－1　で、
　　　　　下段中央に、全角で　2　から　ページ番号を設定しよう。

（1）ページ番号入力

①　挿入　タブ → （ ヘッダーとフッター　グループ）　ページ番号▼　→　ページの下部▶　→
　　（例）　番号のみ2　をクリック。

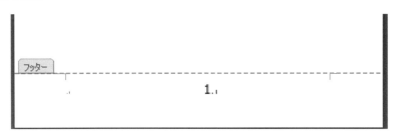

②　ヘッダーとフッター　タブ → （ ヘッダーとフッター　グループ）　ページ番号▼　→　ページ番号の書式設定　をクリック。

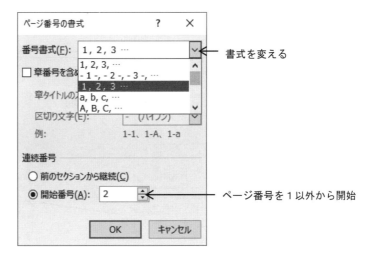

③　ヘッダーとフッター　タブ → （ 閉じる　グループ）　ヘッダーとフッターを閉じる　をクリックし、本文へ戻る。

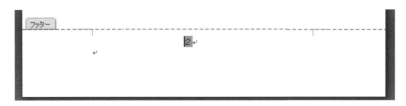

## (2) 表紙にページ番号を振らない

最初のページに番号を出したくないとき（1枚目は表紙の場合など）

・表紙の挿入

　　挿入 タブ →（ ページ グループ） 表紙▼ → デザインから選ぶ（表紙はページ番号なし）。

または

・各自で表紙を作り、以下の手順で、表紙をページ番号なし とする。

① 挿入 タブ →（ ヘッダーとフッター グループ） ページ番号▼ → ページの下部▶ →
（例） 番号のみ2 をクリック。

② ヘッダーとフッター タブ →（ ヘッダーとフッター グループ） ページ番号▼ → ページ番号の書式設定 をクリック。
開始番号を 0 とする。

③ ヘッダーとフッター タブ →（ オプション グループ） 先頭ページのみ別指定 に ☑ をつける。

④ ヘッダーとフッター タブ →（ 閉じる グループ） ヘッダーとフッターを閉じる をクリックし、本文へ戻る。


## (3) 日付の設定

① 挿入 タブ →（ テキスト グループ） 日付と時刻 をクリック。

② カレンダーの種類や表示形式を選択。グレゴリオ暦を選ぶと、時刻の表示ができる。
自動的に更新する に☑を付けると、日付は現在の日付と時刻に常に更新される。

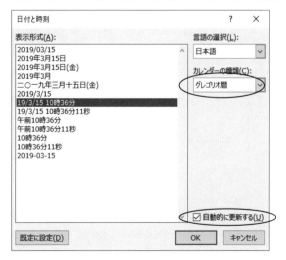

## 2.7　ヘッダーとフッターの設定

課題2-1　で、
　　　ヘッダーに、学校名
　　　フッターに、学生番号、名前　　を設定しよう。

　ヘッダー・フッターは、本文とは別に余白部分に文書のタイトル・日付等を表示したりするときに使う。一度設定するだけで、複数ページに同じものが表示される。
　上部に挿入するのがヘッダー、下部がフッターである。

先にページ番号が入っている場合は、組み込みのフッターを指定するとページ番号が消えてしまう。先にページ番号を入れた場合は、(4)のフッターの編集を行う。

### (1) ヘッダーの入力

① 挿入 タブ → ( ヘッダーとフッター グループ) ヘッダー▼ → (例) 空白 をクリック。

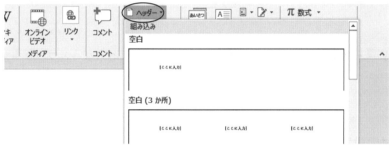

ヘッダー入力領域と、 ヘッダーとフッター タブが表示される。

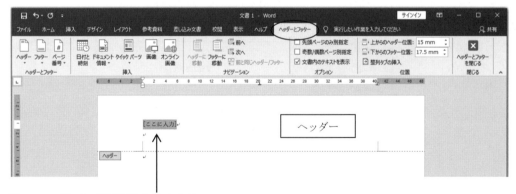

② ヘッダーに必要項目を入力する。
　・タイトルを入力する。
　・入力したタイトルに文字飾りをつける（タイトルを選択して、 ホーム タブの B （太字）をクリックし太字にしたりする。飾りの詳細は「2.8 文字のスタイル」参照）。
　・ページ番号の入力、日付や時刻の入力は「2.6 ページ番号の設定、日付の設定」参照。

（2）続いて、フッターでの入力

① フッターへの切替えは ヘッダーとフッター タブ →（ ナビゲーション グループ） フッターに移動 をクリック。

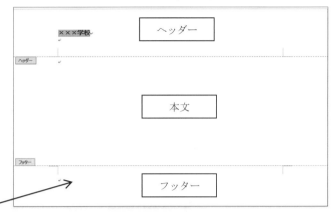

② フッター入力はヘッダーと同じ。

（3）ヘッダー／フッターから本文へ戻る

ヘッダーとフッター タブ→（ 閉じる グループ） ヘッダーとフッターを閉じる をクリックし、本文へ戻る。

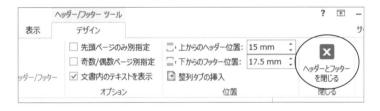

（4）ヘッダー／フッターの編集と削除

作成済みのヘッダー／フッターを編集または削除する。

・ヘッダーを編集または削除するとき
　挿入 タブ →（ ヘッダーとフッター グループ）
　ヘッダー▼ → ヘッダーの編集 または
　ヘッダーの削除 をクリック。

・フッターを編集または削除するとき
　挿入 タブ →（ ヘッダーとフッター グループ）
　フッター▼ → フッターの編集 または
　フッターの削除 をクリック。

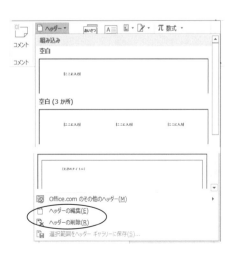

## 2.8 文字のスタイル

課題2－1　で、
　　　　　文字飾りをつけよう。

文字には、書体（ゴシック、明朝　等）、文字サイズ、文字飾り等　が設定できる。

### （1）ボタンで文字スタイルの設定

① 文字スタイルをつける範囲を選択する。

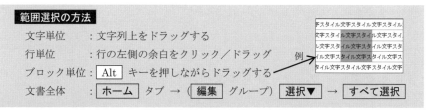

② ホーム　タブ → ( フォント　グループ ) 該当ボタンをクリック。

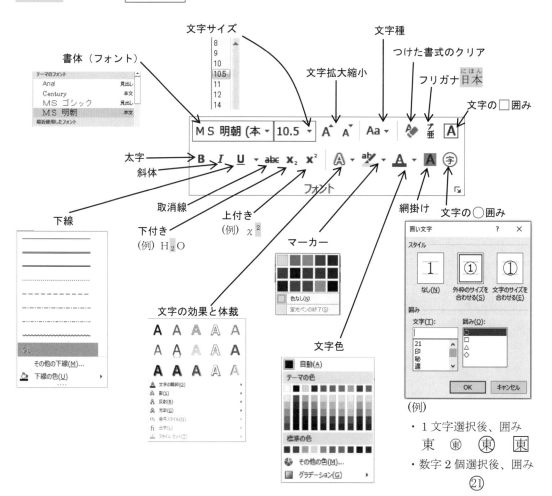

## （２）文字スタイルの解除

① 入力済みの文字の中で、文字スタイルを解除したい範囲を選択する。
② 該当ボタンに色が付いているので、解除したいものをクリック。または すべての書式をクリア ボタンをクリックする。

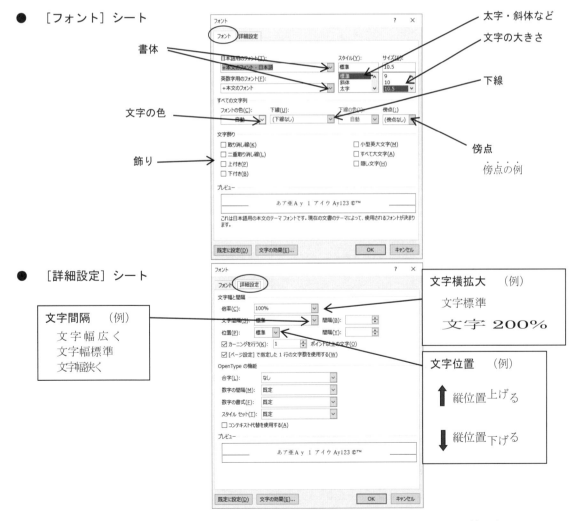

（例）　ああ ああ

## （３）（参考）より細かい設定をしたいとき

① スタイルをつける範囲を選択する。
② ホーム タブ →（ フォント グループの右下） をクリックすると フォント 画面が表示される。
③ 設定後、 OK をクリック。

● ［フォント］シート

● ［詳細設定］シート

## 2.9　段落の設定

段落には、行内の配置、インデント（字下げ）、行の間隔等 が設定できる。

### （1）ボタンで段落の設定

① 段落の設定をしたい場所をクリック。

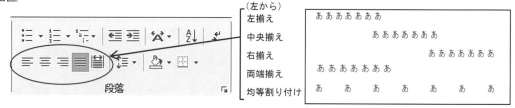

② ホーム タブ → ( 段落 グループ) 該当ボタンをクリック。

● 配置

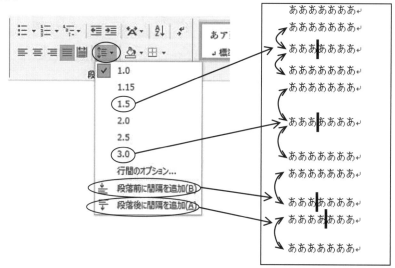

● 行間

● インデント

| インデントを増やす | 1クリックごとに、行頭が1文字右にずれる。 |
| インデントを減らす | 1クリックごとに、文字位置が元に戻る。 |

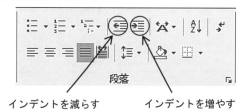
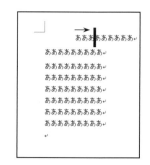

46

（２）（参考）より細かい段落設定をしたいとき

① 段落の設定をしたい場所をクリック。
② ホーム タブ →（ 段落 グループの右下） をクリックすると 段落 画面が表示される。
③ 設定後、 OK をクリック。

● ［インデントと行間隔］シート

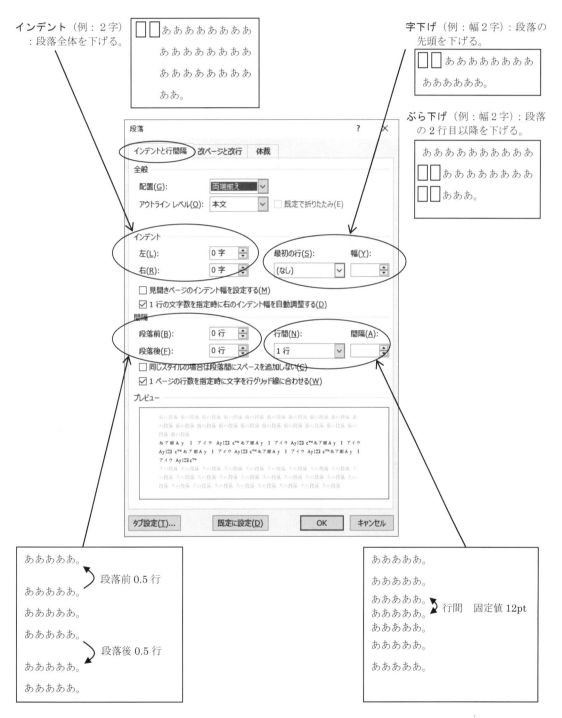

## 2.10　箇条書きと段落番号

課題2－1　で、
　　　　　箇条書き　◆　をつけよう。

箇条書きの行頭文字や段落番号を設定できる。

### （1）箇条書きと段落番号の設定

① 設定をしたい複数段落を選択。

② ホーム タブ → （段落 グループ）該当ボタンの ▼ をクリックし、該当する行頭文字や段落番号を選択する。

③ 解除のときは、色のついた該当ボタンをクリック。

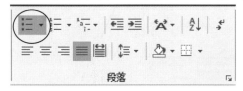

Word の初期設定では、1 や●などを文頭に入れて入力すると、改行した際に自動的に箇条書き文字（1、2、……）や箇条書き番号（●、○、……）を表示するようになっている。
この機能が邪魔なときは
ファイル タブ → オプション → 文章校正 → ［オートコレクトのオプション］→［入力オートフォーマット］シートで、［箇条書き（行頭文字）］、［箇条書き（段落番号）］の ✓ をはずす。

## 2.11　脚注の設定と解除

課題２－１で、
　　　　脚注　をつけよう。

ページの最後や文書の最後に、参考文献や注意書きなどを記したいときに、脚注を使う。

文末脚注：文書の最後にまとめて脚注を置く。
脚注　　：１ページごとに、ページの下段に脚注を入れる。

（１）脚注の設定

① 脚注をつけたい文字の直後をクリック。

② 参考資料　タブ → （ 脚注 　グループ）　脚注の挿入 　をクリックする。

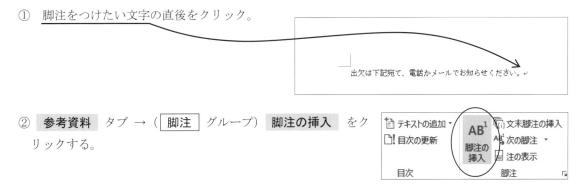

③ ラインの下の脚注に番号が振られるので、脚注を入力する。

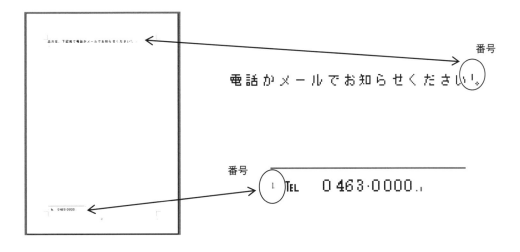

（２）脚注の解除

① 本文中の削除したい脚注番号を選択して Delete キーを押す。

第２章　Word　49

## 2.12 印刷

> 課題2-1 で、
> 　　　　印刷プレビュー&印刷してみよう。

**（1）印刷プレビュー（イメージ表示）による確認と印刷**

作成した文書を印刷したときのイメージで画面に表示できる。

① ファイル タブ → 印刷 。
　右欄に、 印刷イメージ の画面が表示される。

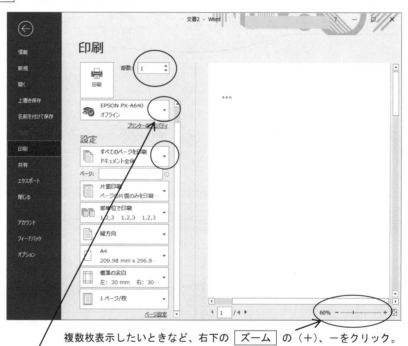

複数枚表示したいときなど、右下の ズーム の（＋）、－をクリック。

② 作成した文書を印刷する前に確認することは
　　・印刷したいプリンタを選択する
　　・プリンタに用紙がセットされているか
　　・プリンタの電源が ON になっているか
　　・プリンタが印刷可能な状態（ONLINE が点灯している状態）か
　である。

③ 印刷範囲、印刷部数などの設定をして 印刷 ボタンをクリックする。

> 印刷エラー時の操作は、「1.7 印刷中の文書の表示と印刷文書（印刷ジョブ）の削除方法」を参照。

④ 左上の ⊖ ボタンで、Word の入力画面に戻る。

## 2.13　変更履歴

　添削などのために、変更履歴を残しておくことができる。また、変更を生かすか無視するかの選択ができる。

### （1）変更履歴の設定と解除

① 　校閲　タブ → ( 　変更履歴　 グループ) 　変更履歴の記録▼　 → 　変更履歴の記録　 をクリックする。

　　（変更内容の表示で、 　シンプルな変更履歴/コメント　 になっているときは、→ 　すべての変更履歴/コメント　 にすると変更箇所がよくわかる）

　　これ以降、削除、追加、書式の変更などが履歴として残る。

元

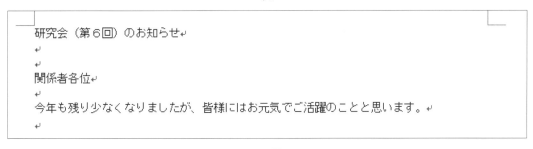

①変更履歴設定

変更中

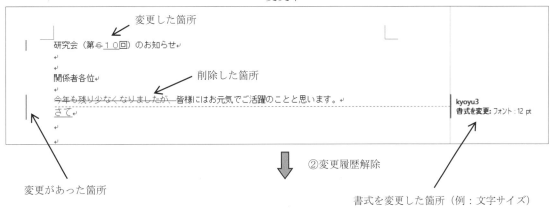

② 　校閲　タブ → ( 　変更履歴　 グループ) → 色のついた 　変更履歴の記録　 ボタンをクリックすると変更履歴の記録が解除される。

## （2）変更履歴を見る

画面を切り替えることにより、
- 変更前の初版の状態（ 初版 ）
- 変更をすべて反映した最終版の状態（ 変更履歴／コメントなし ）
- 変更箇所を表示（ すべての変更履歴／コメント ）

を見ることができる。

① 校閲 タブ →（ 変更履歴 グループ） すべての変更履歴…▼ → 初版 などをクリックする。

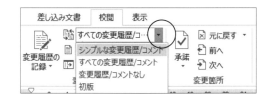

## （3）変更履歴の反映

● 変更箇所を確認しながら、一箇所ずつ変更を反映するかしないかを選択する。

反映する ： 校閲 タブ →（ 変更箇所 グループ） 承諾▼ → 承諾して次へ進む 。
反映しない： 校閲 タブ →（ 変更箇所 グループ） 元に戻す▼ → 元に戻して次へ進む 。

● 変更をすべて反映させ、履歴をクリアする。

校閲 タブ →（ 変更箇所 グループ） 承諾▼ → すべての変更を反映 。

## 2.14　コメントの挿入

文章にコメントを入れる。

### （1）コメントの設定

① コメントを入れたい文を選択。
② 校閲 タブ →（ コメント グループ） 新しいコメント をクリックする。
③ コメントを入力する。

### （2）コメントの削除

① 削除したいコメントをクリック、 校閲 タブ →（ コメント グループ） 削除▼ → 削除 。

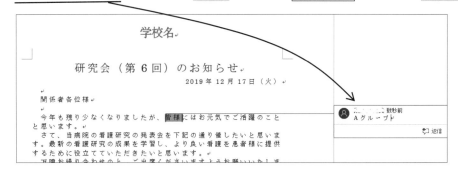

## 2.15 文章の削除・複写・移動

文章の削除・複写・移動などの編集作業をするときの方法。

### （1）文章の削除

① 削除したい範囲を選択。
② Delete キーを押す。

> 誤って削除してしまった部分を元に戻すには、削除の直後なら、クイックアクセスツールバーの ↶（元に戻す）をクリックする。

### （2）複写

① 複写したい範囲を選択。
② ホーム タブ →（ クリップボード グループ）コピー をクリック。
③ 複写先をクリックする。
④ ホーム タブ →（ クリップボード グループ）貼り付け をクリック。

> 文字のみ貼り付けたいときは
> ホーム タブ →（ クリップボード グループ）貼り付け▼
> → 形式を選択して貼り付け → テキスト → OK

### （3）移動

① 移動したい範囲を選択。
② ホーム タブ →（ クリップボード グループ）切り取り をクリック。
③ 移動先をクリックする。
④ ホーム タブ →（ クリップボード グループ）貼り付け をクリック。

- 一度 コピー または 切り取り した後は何回でも 貼り付け できる。
- コピー & 貼り付け は異なるソフト間でもできる。

（例1）Excel のグラフを Word に貼り付ける。

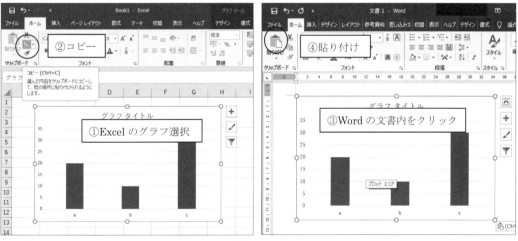

（例2）PowerPoint で作った図を Word に貼り付ける。

（例3）ペイントソフトで描いた絵を Word に貼り付ける。

スタート ボタン →（アプリの一覧）→ ［Windows アクセサリ］ → ［ペイント］

## 2.16 改ページの設定と解除

文書が２ページ以上にまたがるとき、Enter キーで改行していくと、後で修正が入ったときなど、２ページ目以降の先頭がずれてしまうことが多い。
　１ページ目の最後に改ページを入れておくと、２ページ目の先頭は、ずれない。

### （１）改ページの設定

① 改ページをしたい場所をクリック。

② 挿入 タブ →（ ページ グループ）
　 ページ区切り をクリック。

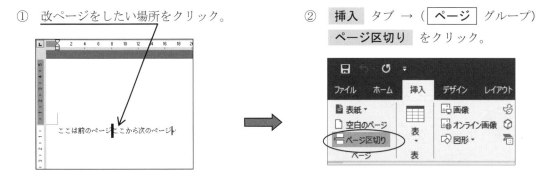

③ 改ページできた。

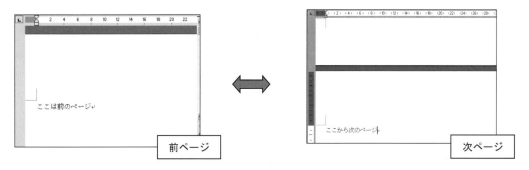

### （２）改ページの解除

① 改ページの解除は、改ページを設定した行の次の空白行を行選択する（本文は何も入っていないところ）。
② Delete キーを押すと改ページが解除される。

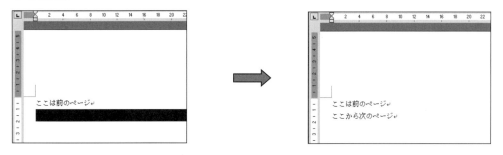

## 課題 2-2　表（アンケート用紙）の作成

「からだと生活状態」のアンケート用紙を作成しよう。

【手順】

アンケートの枠を作る
☞p.55
↓
文書の入力
☞p.56
↓
枠の調整
☞p.57

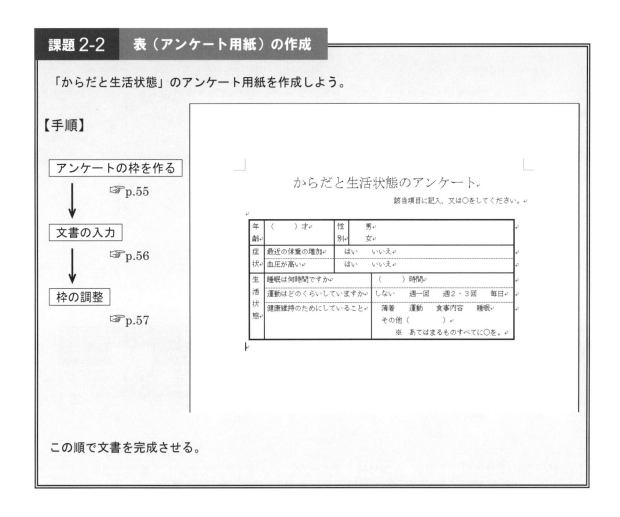

この順で文書を完成させる。

## 2.17　枠を作る（罫線）

罫線を使って、自由な表を作ることができる。
ある程度の表の枠を先に作成しておき、後でその中に文章を入力する。
文章を入力しながら、枠の移動ができる。

（1）罫線モードに入る

① **挿入** タブ → （ **表** グループ）**表▼**
　→ **罫線を引く** をクリック。

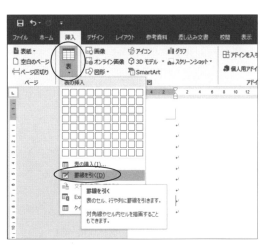

第2章　Word　55

## （２）罫線による表の作成

① 外枠を先に作成する。

マウスポインタが鉛筆になったところで、適当な大きさになるまでマウスをドラッグして外枠の四角を描く。

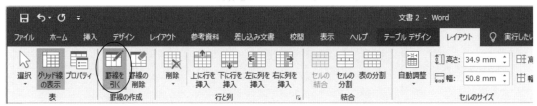

描いた直後に、 レイアウト タブ → の各種ボタンが表示される。

罫線を引くモードになっている

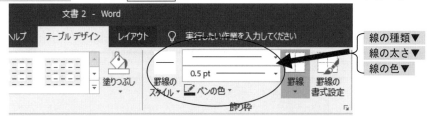

② テーブル デザイン タブ→（ 飾り枠 グループ）の各種ボタンを表示し、線の設定をする。

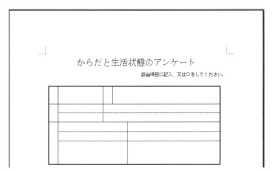

③ 内側の線は、線の種類、太さなどを選びながら、縦横に自由に引く。

## （３）罫線モードを抜ける

① レイアウト タブ→（ 罫線の作成 グループ） → 色のついた 罫線を引く をクリック。
マウスポインタの形は鉛筆から元に戻る。
② 枠の中をクリックして文章を入力していく。

## （4）罫線の削除

● 表の任意の線の削除

① 表を選択しておく。

② レイアウト タブ→（ 罫線の作成 グループ） 罫線の削除 をクリックし、消しゴム で消したい線の上をなぞると消去できる。

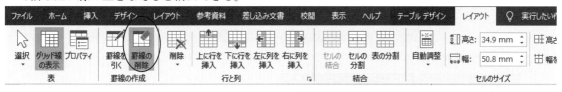

薄い破線が残ることがあるが、これは印刷されない。

③ レイアウト タブ→（ 罫線の作成 グループ） → 色のついた 罫線の削除 をクリックして削除モードから抜ける。

● 表の行や列、セル、および表そのものの削除

① 削除する行を指定する。

② レイアウト タブ→（ 行と列 グループ） 削除▼ →［行の削除］（［セルの削除］［列の削除］［表の削除］）などを選択。

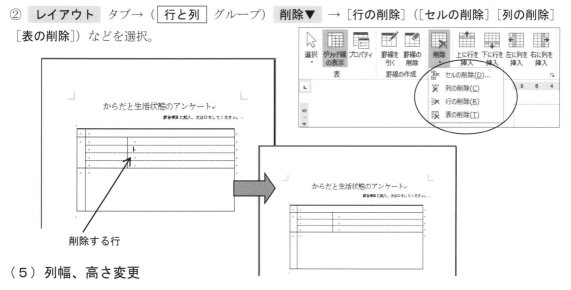

## （5）列幅、高さ変更

● 列幅変更

　変更したい列の境界線（縦線）にマウスポインタを合わせると、マウスポインタが

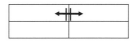

になる。この状態のまま 左右方向にドラッグすると、列幅が変更できる。

● 高さ変更

　変更したい行の横線にマウスポインタを合わせ、マウスポインタの形が に変わったらドラッグし、上下に移動しながら高さを調整する。

## 2.18 簡易型の表の作成

2.17 以外の方法でも表を作成できる。まず、大ざっぱな枠を作っておく。後で列や行の追加や削除、セルの幅や高さの変更などの編集ができる。

### (1) 表の作成

① 挿入 タブ → ( 表 グループ) 表▼ → 表の行数と列数をマウスでドラッグして指定すると、空白の表が作成される。

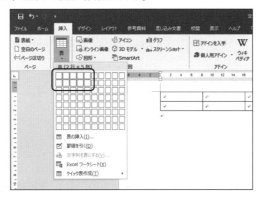
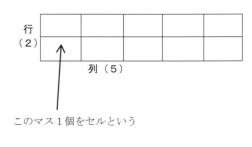

このマス1個をセルという

挿入される表は、指定したセル数によってセルの幅が自動的に調整され、ページの左右いっぱいに作成される。

### (2) データの入力

セルの内部をマウスでクリックしてからデータを入力する。

| 区分 | 新来患者数 | 再来患者数 | | |
|---|---|---|---|---|
| 内科1 | 2,221 | 33,304 | | |

### (3) 行、列の挿入

① 行を挿入する位置を指定する。

| 区分 | 新来患者数 | 再来患者数 | | |
|---|---|---|---|---|
| | | | | |
| 内科1 | 2,221 | 33,304 | | |

② レイアウト タブ→( 行と列 グループ) 上に行を挿入 （ 下に行を挿入 、 左に列を挿入 、 右に列を挿入 ）を選択。

### (4) 表のスタイルの変更

① テーブル デザイン タブ→( 表のスタイル グループ)の各種ボタン、( 飾り枠 グループ)の各種ボタンを選択して変える。

課題 2-3　　グラデーションを使った図形を描く

「三大死因」の図形を作成しよう。

【手順】

円と文字を描く
　　　☞p.59, 63

文字の調整
　　　☞p.63

見出しを作る
　　　☞p.64

この順で文書を完成させる。

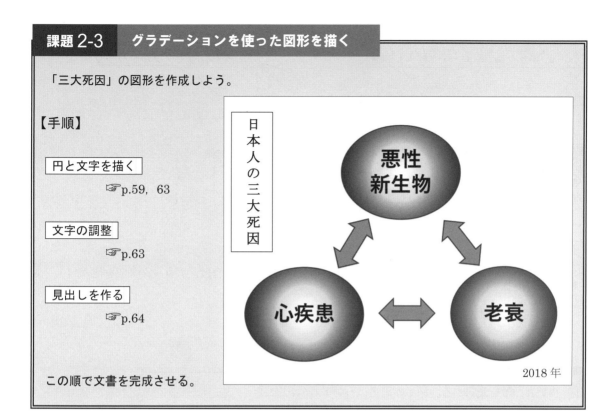

## 2.19　図形描画

（1）図形の挿入と加工

① 挿入 タブ → ( 図 グループ) 図形▼ → 各種図形をクリック。
② 線や円のボタンをクリックして、マウスで文書内をドラッグすると各図形が描ける。

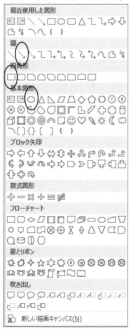
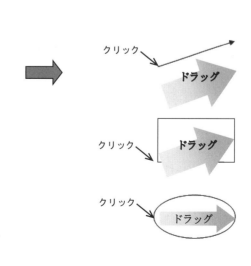

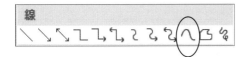

曲線などを描くときは、クリックしていって、終了場所で**ダブルクリック**する。

カーブが変わるところでクリックしていく

よく使うカッコ

単なる矢印では弱い場合は、ブロック矢印を使う。

● 図形の削除
① 描いた図形を選択する。図形の周辺にハンドル○がつく。
② Delete キーをクリック。

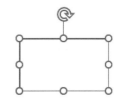

● 図形の移動
① 図形を選択する。
② 図形の周囲でマウスポインタが ←→ の形になったところでドラッグ＆ドロップすると移動できる。

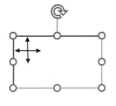

移動の微調整については、次ページの「グリッド」参照。

● 図形の拡大／縮小
① 図形を選択する。
② 図形の周囲のハンドル○にマウスポインタを合わせると ←→ の形になるので、ドラッグ＆ドロップすると拡大縮小できる。

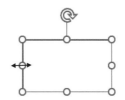

● 図形の回転
① 図形を選択する。
② 図形の ↻ 上でマウスポインタが ↺ の形になったところでドラッグ＆ドロップすると回転できる。

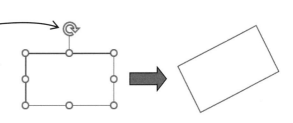

● グリッド

　図形の微調整をしたいとき、グリッド線に合わせてあると微調整がきかない。
以下の操作で、微調整できるようにする。

① レイアウト タブ → （ 配置 グループ） 配置▼ → グリッドの設定 で、
グリッドとガイド の画面が出る。
② 描画オブジェクトをほかのオブジェクトに合わせる の ✓ をはずし、グリッド線が非表示のときに描画オブジェクトをグリッド線に合わせる の ✓ をはずし、 OK をクリック。
　図形は微調整可能となる。

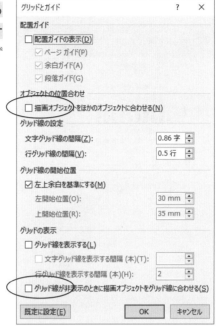

● 図形の色や、枠の太さなどを変える
　（例）四角の内部を塗る。
① 四角を選択する。

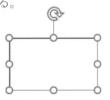

② 図形の書式 タブ → （ 図形のスタイル グループ） 図形の塗りつぶし▼ → 色を変える。
　　図形の書式 タブ → （ 図形のスタイル グループ） 図形の枠線▼ → 線の太さ、形を変える。

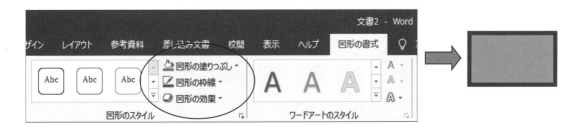

● 図形の色を詳細に変える

(例) 円の内部をグラデーションの色付けをする。

① 描いた円を選択する。

② 図形の書式 タブ → ( 図形のスタイル グループ) 図形の塗りつぶし▼ →
グラデーション → 淡色のバリエーション → 中央から 。

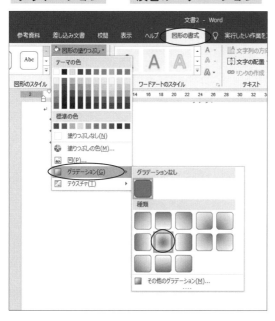

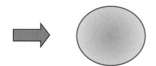

③ 図形の書式 タブ → ( 図形のスタイル グループ) 図形の塗りつぶし▼ →
グラデーション → その他のグラデーション →

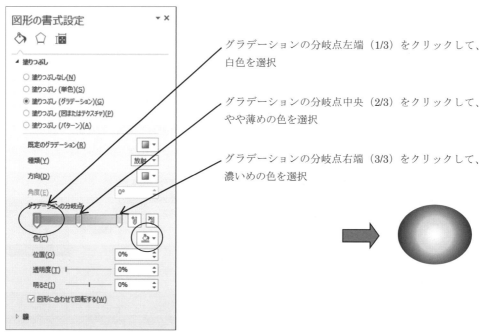

グラデーションの分岐点左端（1/3）をクリックして、白色を選択

グラデーションの分岐点中央（2/3）をクリックして、やや薄めの色を選択

グラデーションの分岐点右端（3/3）をクリックして、濃いめの色を選択

● 重なった図形の順序をかえたり、文字の下に図形をもっていく
① 図形を選択する（選択した図形が順序変更の対象となる）。
② 図形の書式 タブ → ( 配置 グループ) 背面（前面）へ移動▼ → …へ移動 を選択。

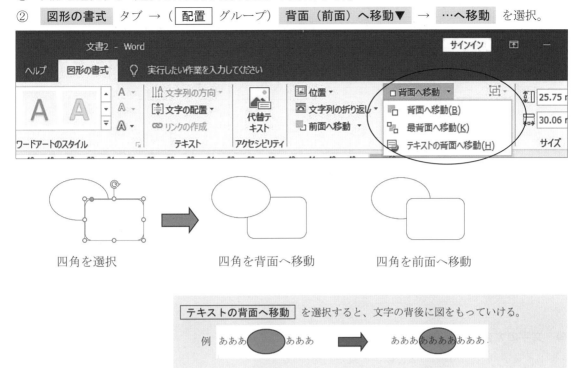

四角を選択　　　　　　　四角を背面へ移動　　　　　四角を前面へ移動

テキストの背面へ移動 を選択すると、文字の背後に図をもっていける。

● 図形内部に文字を入れる
　囲まれた図形ならば、どのような図形も、その内部に文字を打てる。

（例）円の内部に文字を入れる。
① 円を選択する。
② マウスの右ボタンをクリック → サブメニューの
　　テキストの追加 または テキストの編集 をクリック。

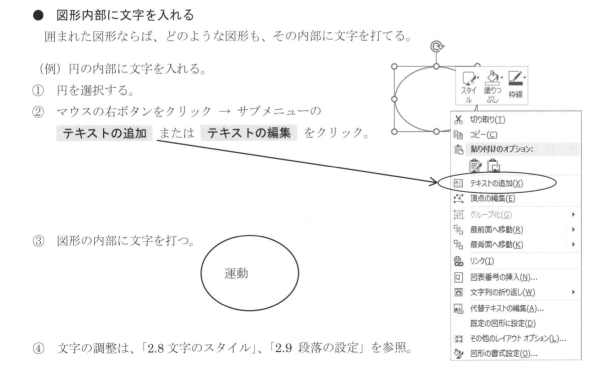

③ 図形の内部に文字を打つ。

④ 文字の調整は、「2.8 文字のスタイル」、「2.9 段落の設定」を参照。

第 2 章　Word　63

## （２）テキストの挿入

● 縦書きテキスト ボックス、横書きテキスト ボックス

挿入 タブ →（ テキスト グループ） テキスト ボックス▼ → 横書きテキスト ボックスの描画 をクリック → ボックスを描いた後、文字を打つ。

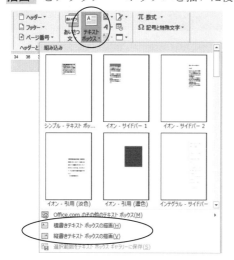

日本人の三大死因

日本人の三大死因

（横書きから縦書きにするときは、ボックスを選択して、 図形の書式 タブ→（ テキスト グループ） 文字列の方向 で調整する）

● 文字の大きさなどを変える

「2.8 文字のスタイル」、「2.9 段落の設定」を参照。

● テキスト ボックスの枠線を消す

① テキスト ボックスを選択する。
② ハンドル○ を表示したままの状態で、 図形の書式 タブ→（ 図形のスタイル グループ） 図形の枠線▼ → 枠線なし をクリック。

● ワードアートの挿入

飾り文字を挿入する（タイトルなどに使用）。
① 挿入 タブ →（ テキスト グループ） ワードアート▼ → スタイルを選択する → 任意の文字を入力する。

● ワードアートの編集

① ワードアートを選択する。
② 図形の書式 タブ →
（ ワードアートのスタイル グループ） 文字の効果▼ → 変形 等のスタイルを選択する。

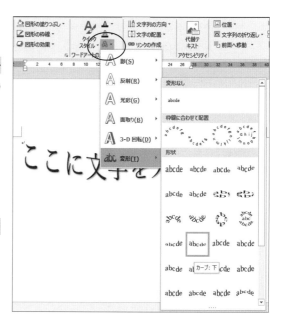

## （3）複数の図形の処理

● 複数の図形の選択

複数の図形を同時に処理（移動など）するために、複数の図形を選択する方法

① ホーム タブ → （ 編集 グループ） 選択▼ → オブジェクトの選択 をクリック。
② 複数の図形をマウスで四角く囲むと、囲み内の複数の図形を同時に処理（移動など）できる。

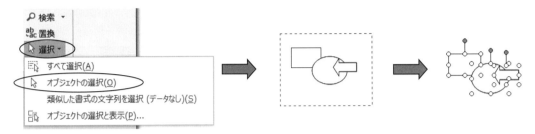

③ 処理後は再度、 ホーム タブ → （ 編集 グループ） 選択▼ → オブジェクトの選択 をクリックして解除する（解除しないと文章が打てないことがある）。

> 複数の図形の選択は、 Ctrl キーを押しながら各図形をクリックしていってもよい。

● グループ化

選択した複数の図形をひとつの図形として扱うことができる。

① 「オブジェクトの選択」（前述）で複数の図形を選択しておく。

② 図形の書式 タブ → （ 配置 グループ） グループ化▼ → グループ化 をクリック。
（グループの解除は、図形を選択した後、（ 配置 グループ） グループ化▼ → グループ解除 ）

● 配置

選択した複数の図形の表示位置を揃える。

① 「オブジェクトの選択」（前述）で複数の図形を選択しておく。

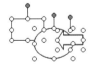

② 図形の書式 タブ → （ 配置 グループ） 配置▼ →（例） 上揃え 。

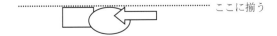
ここに揃う

## 2.20 　図

既存の図、デジカメの画像、ペイントソフトで作った絵などの取り込みや加工方法。

### （1）図の挿入

● 図の挿入

パソコン内に保存してあるデジカメ写真、ペイントソフトで作った絵などの図を取り込む。

① 挿入 タブ →（ 図 グループ） 画像 をクリック。
② ファイルの場所を指定し、処理対象の図をクリックし、 挿入 をクリック。

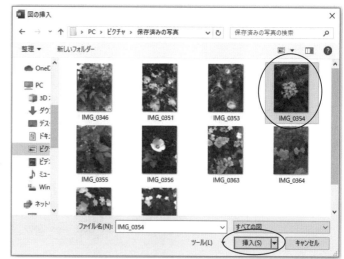

● 図の自由な移動

図を挿入した直後は、［文字列の折り返し］が［行内］の設定になっていて、図形のように任意の場所に移動しにくい。自由な場所へ移動できるようにする。

① 図を選択する（最初は行内になっている）。
② レイアウトオプション → 文字列の折り返し → 四角 から 前面 のどれかを選択すると、自由な場所への移動ができる。

（または 図の形式 タブ →（ 配置 グループ） 文字列の折り返し▼ → 四角 から 前面 のどれかを選択する。）

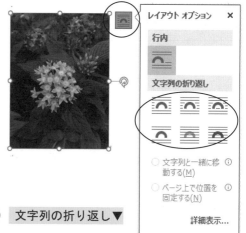

それぞれテキスト ≡ と、図 ⌒ の位置関係

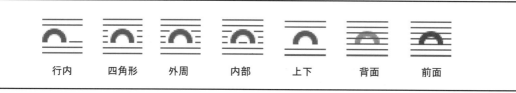

● トリミング

図のツールボタンの［**トリミング**］で図の不要な部分をカットできる。

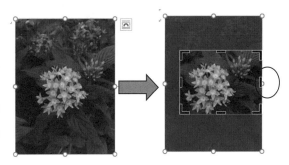

① 図を選択。
② **図の形式** タブ → （ サイズ グループ） **トリミング▼** → **トリミング** をクリック。
③ 図周辺の ┌ ┐ でマウスポインタの形が ├ や ┐ に変わったところで、ドラッグ＆ドロップで不要な部分をカットしていく。

● トリミング部分を元に戻す

① 図を選択。
② **図の形式** タブ → （ 調整 グループ） **図のリセット▼** → **図とサイズのリセット** をクリック。

● トリミング後の図の圧縮

図を圧縮し、トリミング部分を削除すると容量を減らせる。圧縮後は元に戻せない。

① 図を選択。
② **図の形式** タブ → （ 調整 グループ） **図の圧縮** をクリック。
③ **OK** をクリック

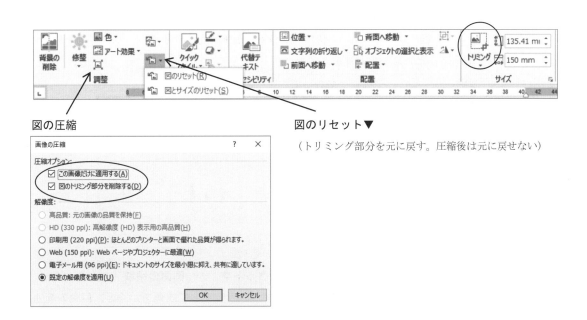

図の圧縮

図のリセット▼

（トリミング部分を元に戻す。圧縮後は元に戻せない）

第2章 Word 67

## （2）オンライン画像の挿入

インターネット上に公開されているオンライン画像を取り込む。

① 挿入 タブ →（ 図 グループ） オンライン画像 をクリック。
② キーワード（例 医療）を入力して Enter キー。一覧が出るのを待つ。
③ 画像を選択 → 挿入 。

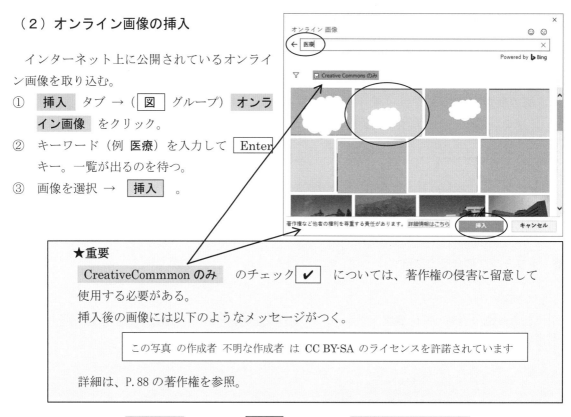

> ★重要
>
> CreativeCommmon のみ のチェック ✔ については、著作権の侵害に留意して使用する必要がある。
> 挿入後の画像には以下のようなメッセージがつく。
>
> > この写真 の作成者 不明な作成者 は CC BY-SA のライセンスを許諾されています
>
> 詳細は、P.88 の著作権を参照。

④ 画像を選択 → 図の形式 タブ →（ 配置 グループ） 文字列の折り返し▼
→ 前面 などで、任意の場所に移動可能にすると扱いやすい。


## （3）スクリーンショットの挿入

● 現在開いているウィンドウ画面のイメージの取り込みができる。
① 挿入 タブ →（ 図 グループ） スクリーンショット▼ をクリック。
② イメージを取り込みたいウィンドウをクリック。

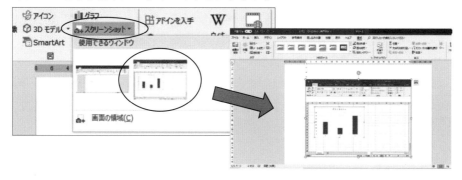

● 画面の任意の一部を切り取って取り込みたいときの処理。
① 挿入 タブ →（ 図 グループ） スクリーンショット▼ → 画面の領域 をクリック。
② 画面が薄いグレーになり、マウスが ✚ になるので、ドラッグして四角をかくと、四角の範囲内が取り込まれる。

## （4）SmartArt の挿入

既存の SmartArt（図表や組織図）を取り込む。

① 挿入 タブ → （ 図 グループ） SmartArt → 任意の図表や組織図を選択 → OK
で、図表または組織図が入る。

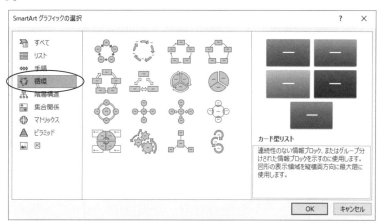

② 詳細変更は、図表選択状態で SmartArt のデザイン タブ → … クリック。

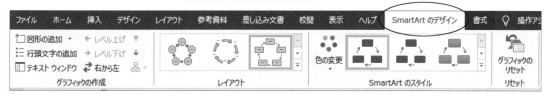

または、 書式 タブ → … クリック。

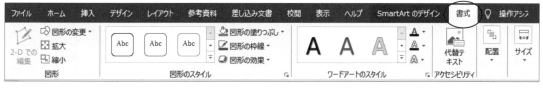

● 部品の削除： 部品を選択して Delete キー。

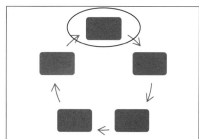

● 部品の追加： 部品を選択して SmartArt のデザイン
タブ→ （ グラフィックの作成 グループ）
図形の追加▼ → 後に図形を追加 をクリック。

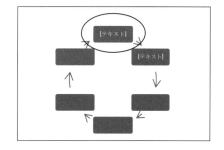

第2章 Word 69

# ローマ字・かな対応表

| あ | あ | い | う | え | お |
|---|---|---|---|---|---|
| | A | I | U | E | O |
| | ぁ | ぃ | ぅ | ぇ | ぉ |
| | LA | LI | LU | LE | LO |

| か | か | き | く | け | こ |
|---|---|---|---|---|---|
| | KA | KI | KU | KE | KO |
| | きゃ | きぃ | きゅ | きぇ | きょ |
| | KYA | KYI | KYU | KYE | KYO |
| | くぁ | | | | |
| | KWA | | | | |

| さ | さ | し | す | せ | そ |
|---|---|---|---|---|---|
| | SA | SI | SU | SE | SO |
| | | SHI | | | |
| | しゃ | しぃ | しゅ | しぇ | しょ |
| | SYA | SYI | SYU | SYE | SYO |
| | SHA | | SHU | SHE | SHO |

| た | た | ち | つ | て | と |
|---|---|---|---|---|---|
| | TA | TI | TU | TE | TO |
| | | CHI | TSU | | |
| | | | っ | | |
| | | | LTU | | |
| | ちゃ | ちぃ | ちゅ | ちぇ | ちょ |
| | TYA | TYI | TYU | TYE | TYO |
| | CYA | CYI | CYU | CYE | CYO |
| | CHA | | CHU | CHE | CHO |
| | つぁ | つぃ | | つぇ | つぉ |
| | TSA | TSI | | TSE | TSO |
| | てゃ | てぃ | てゅ | てぇ | てょ |
| | THA | THI | THU | THE | THO |
| | | | とぅ | | |
| | | | TWU | | |

| な | な | に | ぬ | ね | の |
|---|---|---|---|---|---|
| | NA | NI | NU | NE | NO |
| | にゃ | にぃ | にゅ | にぇ | にょ |
| | NYA | NYI | NYU | NYE | NYO |

| は | は | ひ | ふ | へ | ほ |
|---|---|---|---|---|---|
| | HA | HI | HU | HE | HO |
| | | | FU | | |
| | ひゃ | ひぃ | ひゅ | ひぇ | ひょ |
| | HYA | HYI | HYU | HYE | HYO |
| | ふぁ | ふぃ | | ふぇ | ふぉ |
| | FA | FI | | FE | FO |
| | ふゃ | ふぃ | ふゅ | ふぇ | ふょ |
| | FYA | FYI | FYU | FYE | FYO |

| ま | ま | み | む | め | も |
|---|---|---|---|---|---|
| | MA | MI | MU | ME | MO |
| | みゃ | みぃ | みゅ | みぇ | みょ |
| | MYA | MYI | MYU | MYE | MYO |

| や | や | い | ゆ | いぇ | よ |
|---|---|---|---|---|---|
| | YA | YI | YU | YE | YO |
| | ゃ | ぃ | ゅ | ぇ | ょ |
| | LYA | LYI | LYU | LYE | LYO |

| ら | ら | り | る | れ | ろ |
|---|---|---|---|---|---|
| | RA | RI | RU | RE | RO |
| | りゃ | りぃ | りゅ | りぇ | りょ |
| | RYA | RYI | RYU | RYE | RYO |

| わ | わ | うぃ | う | うぇ | を |
|---|---|---|---|---|---|
| | WA | WI | WU | WE | WO |

| ん | ん | ん |
|---|---|---|
| | NN | N |

| が | が | ぎ | ぐ | げ | ご |
|---|---|---|---|---|---|
| | GA | GI | GU | GE | GO |
| | ぎゃ | ぎぃ | ぎゅ | ぎぇ | ぎょ |
| | GYA | GYI | GYU | GYE | GYO |
| | ぐぁ | | | | |
| | GWA | | | | |

| ざ | ざ | じ | ず | ぜ | ぞ |
|---|---|---|---|---|---|
| | ZA | ZI | ZU | ZE | ZO |
| | | JI | | | |
| | じゃ | じぃ | じゅ | じぇ | じょ |
| | JYA | JYI | JYU | JYE | JYO |
| | ZYA | ZYI | ZYU | ZYE | ZYO |
| | JA | | JU | JE | JO |

| だ | だ | ぢ | づ | で | ど |
|---|---|---|---|---|---|
| | DA | DI | DU | DE | DO |
| | ぢゃ | ぢぃ | ぢゅ | ぢぇ | ぢょ |
| | DYA | DYI | DYU | DYE | DYO |
| | でゃ | でぃ | でゅ | でぇ | でょ |
| | DHA | DHI | DHU | DHE | DHO |
| | | | どぅ | | |
| | | | DWU | | |

| ば | ば | び | ぶ | べ | ぼ |
|---|---|---|---|---|---|
| | BA | BI | BU | BE | BO |
| | びゃ | びぃ | びゅ | びぇ | びょ |
| | BYA | BYI | BYU | BYE | BYO |

| ぱ | ぱ | ぴ | ぷ | ぺ | ぽ |
|---|---|---|---|---|---|
| | PA | PI | PU | PE | PO |
| | ぴゃ | ぴぃ | ぴゅ | ぴぇ | ぴょ |
| | PYA | PYI | PYU | PYE | PYO |

| っ | 後ろに子音を2つ続ける。 |
|---|---|
| | [例] だった…DATTA |
| っ | |
| | 単独で入力するとき LTU |

練習問題1

# データベース1

（フェイスシート）

成人看護学実習

学生証番号　　　　　　　　　　学生氏名　　　　　　　　受け持ち期間

| 患者氏名 | T海　T郎 | 年齢 | ５３歳 | 性別 | 男性 | 職業 | 会社員 | 健康保険の種類 | XX 健康保険（本人） |
|---|---|---|---|---|---|---|---|---|---|
| 診断名 | 大腸がん（横行結腸部） | | | | | 初診日 | 2019 年 3 月 20 日 | 入院日 | 2019 年 4 月 12 日 10:30 予定入院 |

| 治療方針 | 手術予定（横行結腸切除術）<br>追加治療については、術後の病理検査結果によって決定する予定 | 主治医 | 中村 |
|---|---|---|---|
| | | 受け持ち看護婦 | (ﾌﾟﾗｲﾏﾘｰ)<br>中野 |

| 既往歴 | 33 歳　虫垂炎にて手術<br>　　（腹膜炎を起こし、腹腔内洗浄・ドレナージ施行）<br><br>アレルギー：なし<br><br>感染症：HBV（−），HCV（−），Wa-R（−），MRSA（−） | 家族歴 | 家族構成、健康状態、遺伝関係<br><br>83 歳:健○─■73 歳で死亡／脳梗塞<br>61 歳○　　　58 歳○　□55 歳<br>53 歳□─○妻　49 歳:健<br>　22 歳:健　19 歳:健<br>　大学生　　大学生<br><br>キーパーソン：妻<br>主たる生計者：本人<br>居住地域：神奈川県横浜市 |
|---|---|---|---|

| 現病歴 | 　本年３月はじめ、職場の送別会、旅行、泊まり込みなどが続いた後便秘になった。<br>　その後 10 日ほど便秘が続き、便があっても硬便の後下痢便になるなど通常の便通に戻らなかったため、近所のかかりつけ医院受診。検便にて潜血が出ていると言われ、T大学病院を紹介される。外来にて注腸造影、及び大腸内視鏡検査を行い、上記診断がつき入院となった。<br><br>　外来にて大腸がんで手術が必要なことを説明され納得している。 |
|---|---|

| 診断や治療に関する医師の説明 | 4 月 7 日外来で主治医より<br>　横行結腸にがんができています。しかし早期の段階で、手術で十分にとりきることができます。手術は全身麻酔で、３時間程度、入院はトラブルがなければ２週間程度です。起こるおそれのある合併症として、術後出血、肺炎、創部感染、縫合不全、腸閉塞などがあります。手術後は食事に気をつけなくてはならないので退院前に指導します。 |
|---|---|
| 診断や治療に関する本人の理解 | 　早期の大腸がん。自分は早く見つかり、人工肛門も必要なく運がいい。<br>　２週間の入院で、元通りの生活に戻れる。今はがんだからと言って死ぬわけではないし、病院と主治医を信頼して任せている。 |
| 診断や治療に関する妻の理解 | 　大腸の、横行結腸部にがんがあり、手術が必要。しかし早期であるし、体力もあるので十分手術に耐えられると思う。１ヶ月間の休職ぐらいで大丈夫ではないか。 |

第 2 章　Word　71

| 練習問題2 | **データベース2**<br>（データベースアセスメント） | 成人看護学実習 |

学生証番号 _____　　学生氏名 _____

| ・検査所見 | アセスメント |
|---|---|
| <血液型>　4/12　A型　RH(+)<br><腹部レントゲン検査>　4/12　異常所見なし<br><br><腹部エコー検査>　4/6　異常所見なし<br><br><腹部CT>　4/6　転移を認める所見なし<br><br><上部消化管内視鏡検査>4/6　異常所見なし<br><br><下部消化管造影検査>　4/1　横行結腸に7mm大のポリープ状陰影あり<br><br><下部消化管内視鏡検査>　4/3 横行結腸にポリープ状隆起1カ所あり<br>　　　　　　　　　　圧排、潰瘍なし<br><br><生検>　4/3　高分化腺癌認める<br><br><腫瘍マーカー>　4/1　CEA19.5ng/ml<br><br><br><br><br>・治療状況（治療指示および治療方法など）<br><食事><br>　4/12～普通食2200kcal　　4/14昼食は低残渣食　夕食より水分も禁<br><br><内服薬><br>　4/14　14時 マグコロール150ml内服　　19時　グリセリン浣腸120ml<br>　4/15　6時　グリセリン浣腸120ml<br>　　　　7時　ラボナ錠1錠（少量の水分可）<br><br><br>＊検査・処置・治療予定<br>　4/14　術前オリエンテーション<br>　　　術前準備；剃毛、臍処置、入浴<br>　4/15　手術当日<br>　　　予定術式　横行結腸切除術<br>　　9時執刀　予定時間　3時間<br>　　　　　帰室後　床上安静、全覚醒まで O₂8ℓ 40% ベンチュリーマスク<br>　　　　　　　　　ネブライザー　2時間毎<br>　4/16　術後1日目　　離床可<br>　　　　尿量・尿意確認後、尿管カテーテル抜去可 | |

72

練習問題3

## 社会福祉援助技術現場実習総括レポート

| | 学生証番号 | | 氏名 | |
|---|---|---|---|---|
| 実習機関・施設名 | | | 施設種別 | |
| 設置主体名 | | | | |
| 指導職員名 | | | | |
| 実習先電話 | | | | |

# 第3章 PowerPoint

　研究発表や会議で、資料を用いて説明することをプレゼンテーションという。資料は、分かりやすく正しく相手に伝えるために、小規模の発表ではパソコンの画面を使い、また大規模のときにはプロジェクターなどを通してスライド表示することが有効である。
　PowerPointでスライドを作成する方法と、見せるための工夫について説明する。

## 課題 3-1　スライドの作成

「健康について」のスライドを作成しよう。

【手順】

スライドの挿入とレイアウトの変更
☞p.77

↓

箇条書きのスライド
☞p.81

↓

図解のスライド
☞p.82

↓

グラフのスライド
☞p.85

↓

参考文献のスライド
☞p.87

↓

背景色をつける
☞p.89

↓

アニメーションの設定
☞p.90

↓

配布資料の作成・印刷の実行
☞p.97

この順でスライドを完成させる。

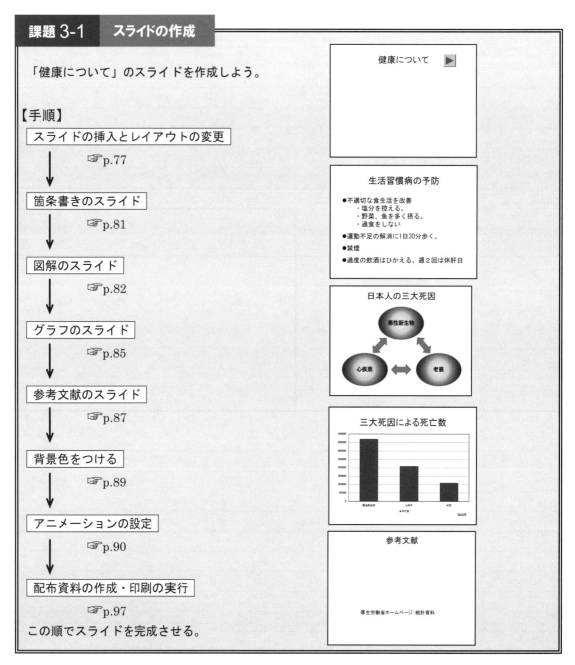

## PowerPoint の画面説明

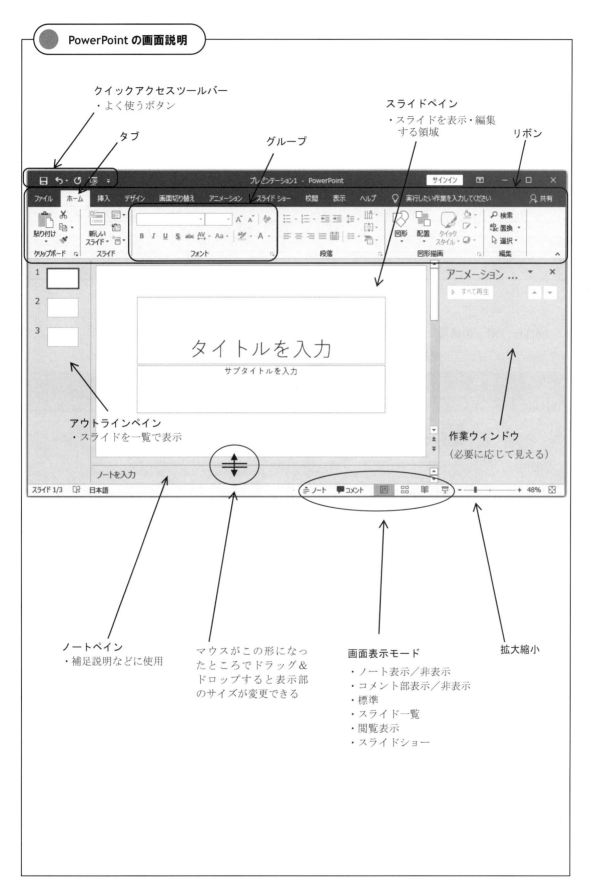

●リボンの基本構成

7つの基本的なタブから成り立つ。タブをクリックすることにより、グループ化されたボタン群が表示される。

| タブ | グループ |
|---|---|
| ファイル | 情報　新規　開く　上書き保存　名前を付けて保存　履歴　印刷<br>共有　エクスポート　閉じる　アカウント　フィードバック　オプション |
| ホーム | クリップボード　スライド　フォント　段落　図形描画　編集 |
| 挿入 | スライド　表　画像　図　アドイン　リンク　コメント　テキスト<br>記号と特殊文字　メディア |
| デザイン | テーマ　バリエーション　ユーザー設定 |
| 画面切り替え | プレビュー　画面切り替え　タイミング |
| アニメーション | プレビュー　アニメーション　アニメーションの詳細設定　タイミング |
| スライド ショー | スライド ショーの開始　設定　モニター |
| 校閲 | 文章校正　アクセシビリティ　インサイト　言語　コメント　比較　インク |
| 表示 | プレゼンテーションの表示　マスター表示　表示　ズーム<br>カラー／グレースケール　ウィンドウ　マクロ |

● 機能別リボンの構成

グラフや図形などが処理対象のときに現れるタブ。

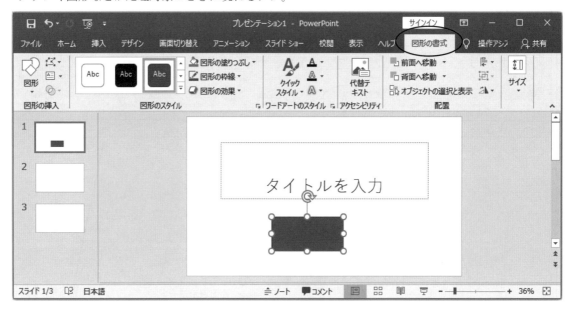

※　以降の PowerPoint 操作を、**タブ → （グループ）ボタン**　の形で説明していく。

| 3.1 | スライドの挿入とレイアウトの変更、スライドの移動・削除 |

課題3－1　で
　　　スライドを5枚作り、すべてのレイアウトを「タイトルのみ」にする（練習のため）。
　　　1から5のスライドに、タイトルを入れる。

## （1）スライドの挿入

① **ホーム** タブ → （ **スライド** グループ） **新しい
スライド▼** → テーマに合うスライドをクリック
するとスライドが追加される。

タイトルのみ

## （2）スライドのレイアウトの変更

① アウトライン表示部（左画面）でレイアウト変更したいスライドをクリック。
② **ホーム** タブ → （ **スライド** グループ） **レイアウト▼** → テーマに合うスライドをクリック
するとレイアウトは変更される。

## （3）スライドの移動

① アウトライン表示部（左画面）で移動したいスライドを上下にドラッグ＆ドロップ。

## （4）スライドの削除

① アウトライン表示部（左画面）で削除したいスライドをクリック。
② マウスの右クリックで、サブメニューの［**スライドの削除**］を選択。
　　または、キーボードの Delete キーを押す。

第3章　PowerPoint　77

## 3.2 スライドの簡易作成

（1）スライドの複製
　　Word 文書からスライド作成
　　既存の PowerPoint のファイルからスライドの複製

① ホーム タブ → （ スライド グループ）新しいスライド▼
　→ スライドのレイアウト画面下部のメニューを利用する。

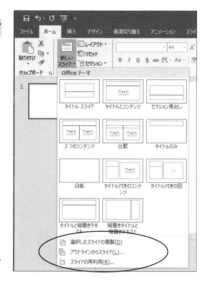

● 選択したスライドの複製 選択の場合：
現在編集中のスライドと同一のものが追加される。

● アウトラインからスライド 選択の場合：
Word 文書などから、文書内のテキストを挿入したスライドを作ることができる。

　テキストのみの文書の場合、1段落1スライドとなる。

　 アウトラインの挿入 の画面が開くので、元となる文書などを選んで 挿入 をクリックする。

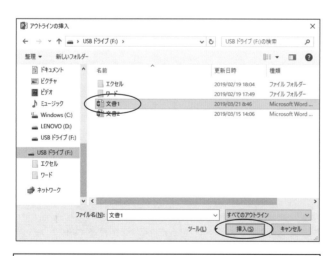

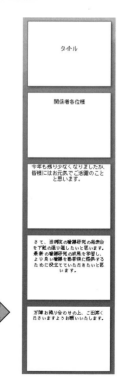

- **スライドの再利用** 選択の場合：
  他の PowerPoint ファイルからスライドを持ってくることができる。
  ① 画面右側の作業ウィンドウに出てくる スライドの再利用 画面で、
     PowerPoint ファイルを開く → ファイルを指定して 開く 。

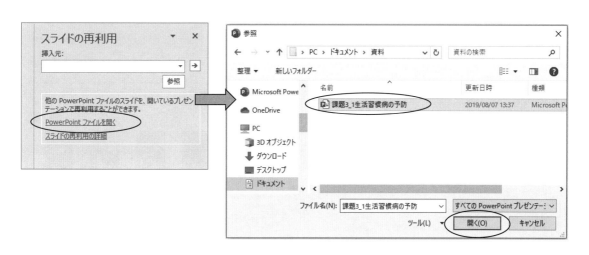

② 挿入元の PowerPoint ファイルのスライドが一覧表示される。

③ 目的のスライドをクリックすると挿入される。

元の書式を保持する に ☑ をすると、元のスライドどおりで挿入される。

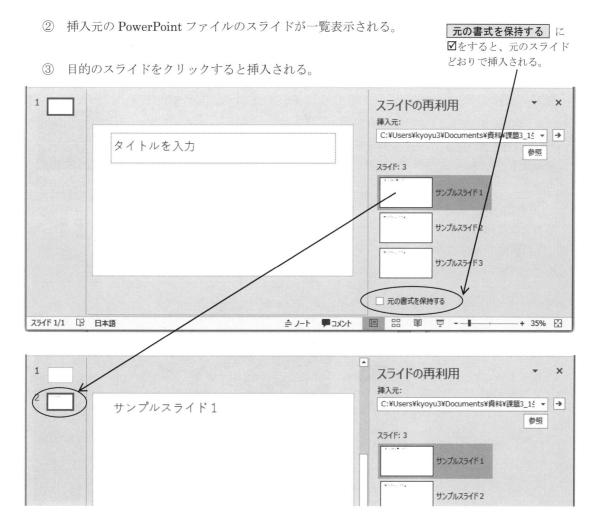

第3章　PowerPoint　79

（２）写真から新規 PowerPoint ファイルの作成

　複数の写真からなる新しい PowerPoint ファイルを作成する。

① 挿入 タブ → ( 画像 グループ) → フォトアルバム▼ → 新しいフォトアルバム をクリック。

② ファイル/ディスク をクリックして元の写真を選び、 挿入 をクリック。

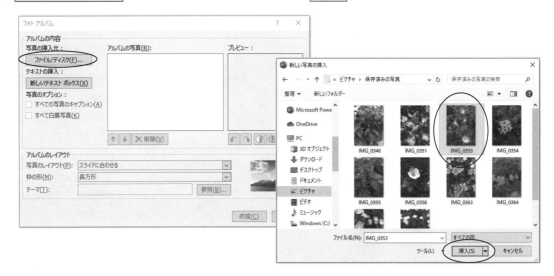

③ ②を何回か繰り返して、必要な写真を取り込む。必要に応じて テキストの挿入 も行う。

④ 写真のレイアウト で、 スライドに合わせる を選ぶと1スライド1写真となる。
　　 4枚の写真 を選ぶと1スライド4写真となる。
　　 枠の形 で写真の枠のデザインを変更できる。

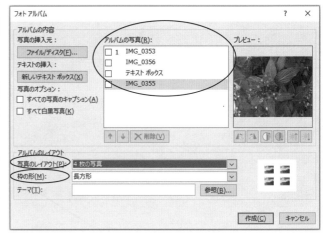

⑤ 作成 ボタンのクリックで、タイトル付きの新しいフォトアルバムができる。

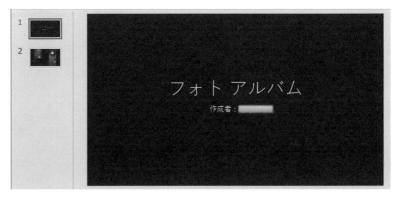

## 3.3　文字情報の扱い

課題3－1　で
　　2枚目のスライドに、箇条書き
　　3枚目のスライドに、図解　　　　　　　　を作成しよう。

スライドに表示できる情報量が限られているので、ポイントをおさえて、コンパクトに表現する必要がある。

- 文章は**箇条書き**などがよい。
- 文字情報は内容を整理してポイントとなる言葉を抜き出し、その言葉を関係や流れで**図解**する。
- 1枚のスライドに情報を詰め込みすぎない。
- 文字は、ゴシック体・20ポイント以上がおすすめ。
- 矢印は、ブロック矢印（図形描画のオートシェイプ内）を使うとはっきりする。

などに注意してスライドを作成する。

### （1）文章の入力、箇条書き

① タイトルのみのスライド（例）を作成。
　　ホーム　タブ → （ スライド　グループ）　レイアウト▼ → タイトルのみ　をクリック。
② テキストボックスを使う。
　　挿入　タブ → （ テキスト　グループ）　テキストボックス▼ → 横書きテキストボックスの描画　をクリック。
③ スライド内で、ドラッグ＆ドロップでボックスを描いた後、文章を入力する。
④ 箇条書きにする範囲を選択。
⑤ ホーム　タブ → （ 段落　グループ）　箇条書き▼ → 任意の記号をクリック。
⑥ 箇条書きで段下げするには
　　段下げしたい範囲を選択 → 左インデント□を右にドラック。

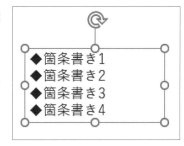

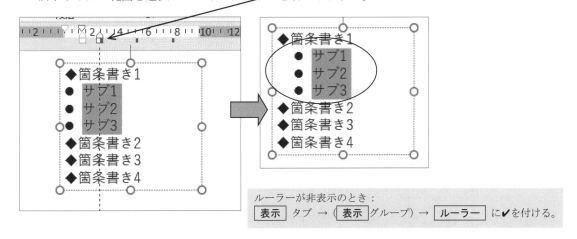

ルーラーが非表示のとき：
表示　タブ → （ 表示　グループ） → ルーラー　に✔を付ける。

## （2）図解

① タイトルのみのスライドを作成。
② 挿入 タブ →（ 図 グループ） 図形▼ や SmartArt などの図形をクリックし、スライド中に配置し、その中にポイントとなる言葉を記入する。
　　図形作成の詳細（文字を入れる、色を塗るなど）は Word の「2.19 図形描画」を参照。

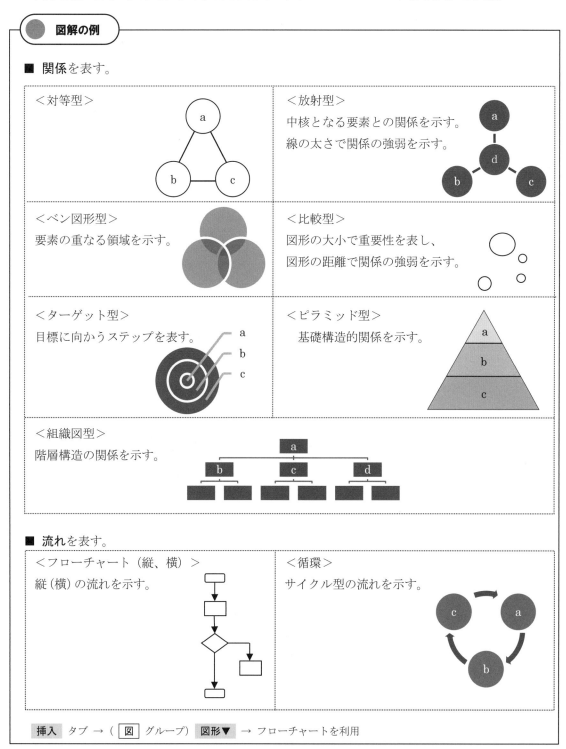

## （3）その他の部品の作成

● 図形、SmartArt など
　 挿入 　タブ　→　( 図 　グループ)　…　　　　　　（処理詳細は Word の「2.19 図形描画」を参照）

　（参考）
　・円
　　① 挿入 　タブ　→　( 図 　グループ) 　図形▼ 　→　 楕円 　。
　　② スライド内で円を描く。
　　　　　　　　　　　　　Shift キーを押しながらドラッグすれば正円が描ける。

　・円の内部に文字を入れる
　　① 円を選択し、マウスの右ボタンをクリック　→　サブメニューの［**テキストの編集**］をクリック。
　　② 円の中に、文字を入力。

　・円のグラデーション
　　① 描いた円を選択する。
　　② 図形の書式 　タブ　→　( 図形のスタイル 　グループ) 　図形の塗りつぶし▼ 　→　 グラデーション 　→　 淡色のバリエーション 　→　 中央から 　。
　　③ 図形の書式 　タブ　→　( 図形のスタイル 　グループ) 　図形の塗りつぶし▼ 　→　 グラデーション 　→　 その他のグラデーション 　→
　　④ 作業ウィンドウの 図形の書式設定 で、
　　⑤ グラデーションの分岐点左端（1/3）をクリックして、白色を選択。グラデーションの分岐点中央（2/3）をクリックして、やや薄めの色を選択。グラデーションの分岐点右端（3/3）をクリックして、濃いめの色を選択。

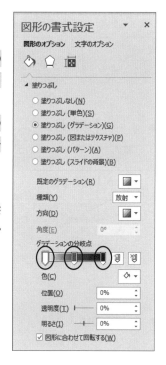

● 表
　 挿入 　タブ　→　( 表 　グループ) 　表▼ 　　　（処理詳細は Word の「2.17 枠を作る（罫線）」を参照）

● 画像
　 挿入 　タブ　→　( 画像 　グループ)　…　　　　　　（処理詳細は Word の「2.20 図」を参照）

● 数式
　 挿入 　タブ　→　( 記号と特殊文字 　グループ) 　π
　　　　　　　　　　　　　　　　　　　　（処理詳細は Word の「2.5 数式の入力」を参照）

● オーディオの挿入

既存のオーディオファイルを挿入できる。

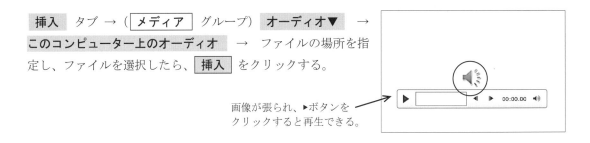

詳細設定は、🔊 を選択 → 再生 タブ →
（ オーディオのオプション グループ）などで変更する。

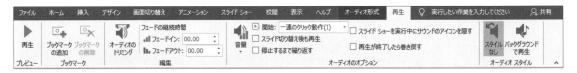

削除は、🔊 をクリックして、 Delete キーを押す。

● オーディオの録音

挿入 タブ →（ メディア グループ） オーディオ▼ → オーディオの録音 。

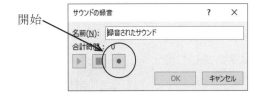
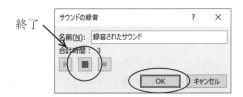

● ビデオの挿入

既存のビデオファイルを挿入できる。

挿入 タブ →（ メディア グループ） ビデオ▼ →
ファイルの場所を指定し、ファイルを選択したら、 挿入
をクリックする。

詳細設定は、画像を選択 → 再生 タブ →（ ビデオの
オプション グループ）などで変更する。

削除は、画像をクリックして、 Delete キーを押す。

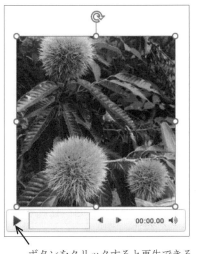

ボタンをクリックすると再生できる。

## 3.4 数値情報の扱い

課題3－1 で
　　4枚目のスライドに、グラフ を作成しよう。
　　数値情報はグラフ化したスライドにする。

■ グラフ は目的を考えて選ぶ。
- 量　　　棒グラフ
- 割合　　円グラフ、100％積み上げ縦棒
- 推移　　折れ線グラフ、面グラフ
- その他　散布図、レーダー、組み合わせ（集合縦棒）など

（各グラフの詳細は Excel の「4.14 グラフ」を参照）

Excel に慣れている人は、Excel で作ったグラフを、コピー＆貼り付けしてもよい。

■ グラフの作成

① 挿入 タブ →（ 図 グループ）
グラフ をクリック
→ グラフの種類を選択し
OK すると、ひな形のグラフと元となる Excel のデータが表示される。

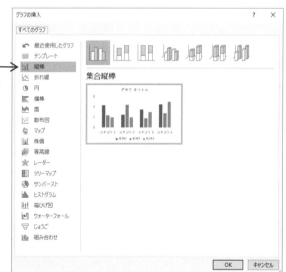

② 元となる Excel の内容を変更していく。

Excel

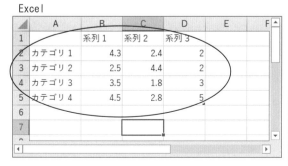

PowerPoint

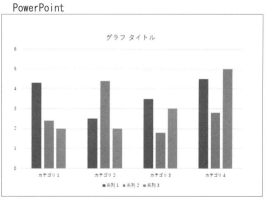

第3章　PowerPoint

- 列削除：列名をクリックして、
  マウスの右ボタンをクリックし、
  サブメニューで［削除］を選択する。

- 行削除：行番号をクリックして、
  マウスの右ボタンをクリックし、
  サブメニューで［削除］を選択する。

- データの追加：セルにデータ入力して、右下隅の■をドラッグし、範囲を拡大する。

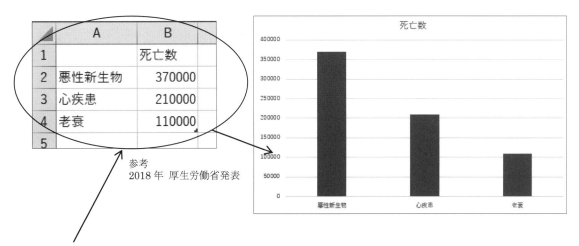

参考
2018年 厚生労働省発表

- 元のExcelデータ画面が非表示になったときは、
  グラフ選択して、 グラフのデザイン タブ→（ データ グループ） データの編集 をクリック
  すると再表示される。

③ グラフが選択された状態だと、
  グラフのデザイン タブ
  書式 タブ
  が現れるので、それぞれのボタンでグラフのレイアウトを変えていく。

(詳細はExcelの「4.14 グラフ」を参照)

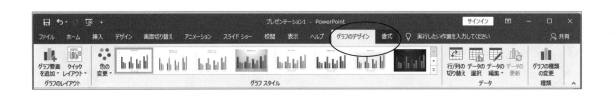

| 3.5 | 情報源の記入 |
|---|---|

課題3－1　で
　　　5枚目を作成。
「知的所有権」について理解する。スライドには、必ず情報源、参考文献を明示すること。

## 知的所有権について

　人間の幅広い知的創造活動によって生み出された無形の成果について、その創作者に一定期間の権利保護をあたえるようにしたものを**知的所有権**（知的財産権）といい、以下のような法律からなりたつ。

- 著作権法　　　　←　著作物（小説、音楽、美術、映画、プログラムなど）
- 特許法　　　　　←　発明
- 実用新案法　　　←　考案（物品の形状など）
- 意匠法　　　　　←　工業上のデザイン
- 商標法　　　　　←　商標（商品・サービスに使用するマーク）
- 不正競争防止法　←　営業秘密（ノウハウや顧客リストなど）　　　　　　など。

著作権侵害防止について＜東海大学総合情報センターより抜粋＞

- パソコン等で音楽、画像、動画等のデータを扱うときの注意
  - 自分のホームページに、BGM として音楽を流すために音楽データをダウンロードし許可なく流し公開した。
  - 自分のホームページに写真を載せようと、別のホームページから画像データをダウンロードして許可なく掲載し公開した。
  - 自分のホームページに、別のホームページから動画データをダウンロードして許可なく掲載し公開した。
    　　　　等、上記の例のような、何気ない行為が著作権の侵害に関わってくる場合がある。

---
＜各種資料、ホームページの転載について＞
許可なく無断転載禁止。許可ある場合でも情報源を明示するよう心がけてください。

---

著作権法違反時の罰則
「10 年以下の懲役又は 1000 万円以下の罰金」の刑事罰。
「無断でアップロードされていることを知っていた場合、そのサイトからデジタル録音・録画を行うと、2 年以下の懲役若しくは 200 万円以下の罰金」　など。

- （著作権の例） オンライン画像を扱うときの注意

 オンライン画像の挿入において

 Creative Commons は、クリエイティブ・コモンズ・ライセンス（CCライセンス）を提供している国際的非営利組織とそのプロジェクトの総称。

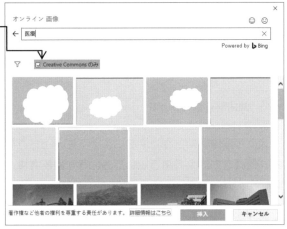

 挿入後の画像には以下のようなメッセージがつく。

 この写真 の作成者 不明な作成者 は CC BY-SA のライセンスを許諾されています

 ライセンスの種類
　　C　 ：著作権あり
　　PD ：パブリックドメイン・著作権放棄
　　CC ：CとPDの中間、限定された権利
　　　さらに
　　　　BY ：作品の出典を表示すること
　　　　NC ：非営利目的のみ。営利目的での利用をしないこと
　　　　ND ：改変禁止、元の作品を改変しないこと
　　　　SA ：継承、元の作品と同じ組み合わせのCCライセンスで公開すること
 の組み合わせで示される。
 著作権侵害にならないよう、ライセンス条件の範囲内で再配布や改変などをすること。

- ファイル交換ソフトウェアについて
 ファイル交換ソフトウェア　WinMX、Winny等は、著作権の侵害に発展する恐れがある。

- 各種ソフトウェアについて
 パソコンで使用する各種ソフトウェアについても著作権があり、正規のライセンスを必要とする。例えばMicrosoft Windows、 Microsoft Office等。また、ファイル交換ソフトウェアや友達との貸し借りによる、ソフトウェアの不正取得に関しても行わないように心がける。

## 3.6　背景色をつける

> 課題3－1　で
> 　　背景色をつけてみよう。

### （1）背景色（スライドに色をつける）

　趣旨をはっきりさせる意味でも、背景はあまりこったものにしないほうがよい。色をつける程度がおすすめ。スライド全体に同一の背景色を使うと統一感がでる。また、寒色系（青など）の淡い色を基本にすると、落ち着いたスライドになる。

① **デザイン** タブ → （ ユーザー設定 グループ） **背景の書式設定** をクリック → 作業ウィンドウで、背景色を選ぶと現在のスライドのみに反映する。

　 すべてに適用 を選択すると、すべてのスライドに反映される。

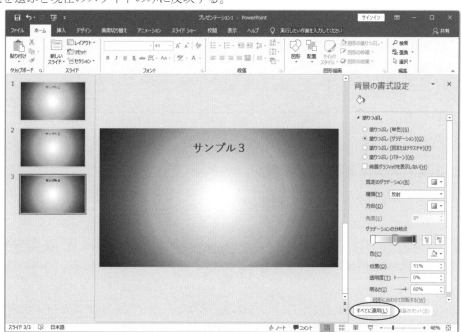

### （2）スライドのデザイン

　デザイン、配色、タイトルとテキストの書式が、セットになった雛形から選択できる。
　しかし、趣旨をはっきりさせる意味でも、タイトル以外のデザインはあまりこったものを選択しないほうがよい。

① **デザイン** タブ → （ テーマ グループ）任意のデザインをポイントし、右ボタンをクリック → どのスライドに反映させるかを選ぶ。

## 3.7 動きをつける

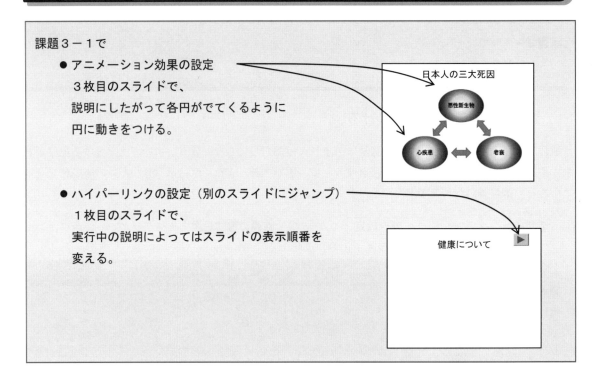

課題3-1で
- アニメーション効果の設定
  3枚目のスライドで、
  説明にしたがって各円がでてくるように
  円に動きをつける。

- ハイパーリンクの設定（別のスライドにジャンプ）
  1枚目のスライドで、
  実行中の説明によってはスライドの表示順番を
  変える。

### （1）アニメーション効果の設定

オブジェクト（文字や図形）に動きをつける。

① アニメーション タブ →（ アニメーションの詳細設定 グループ） アニメーションウィンドウ
クリックすると作業ウィンドウが表示される。

② オブジェクトを選択してから、 アニメーション タブ →（ アニメーション グループ）→
スライドイン など、アニメーションを設定。

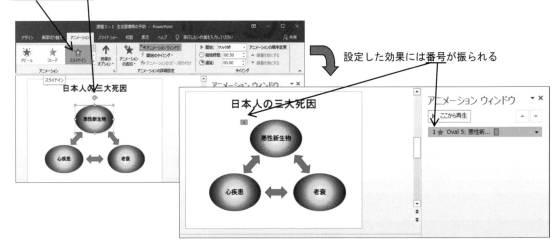

設定した効果には番号が振られる

③ 設定した効果を変更・削除するには、各効果の ▼ をクリックしてサブメニューから行う。

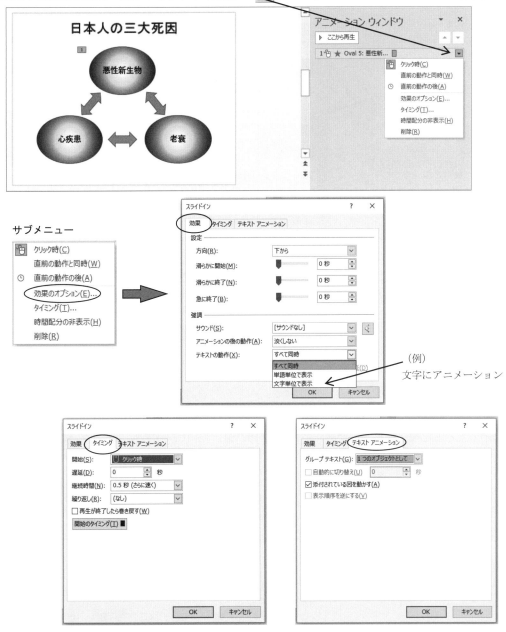

(例) 文字にアニメーション

④ 効果の順番を入れ替えるには、入れ替えたい効果番号をクリックして、上下にドラッグ＆ドロップ。

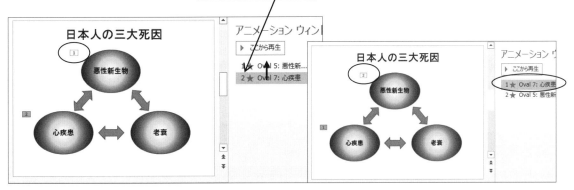

## （2）ハイパーリンクの設定

スライドショーの実行中に、別のスライドにジャンプさせることができる。

① **挿入** タブ →（**図** グループ）**図形▼** → **動作設定ボタン** の ▷ クリック →
スライド内で図形を描くと、**オブジェクトの動作設定** 画面が現れる。

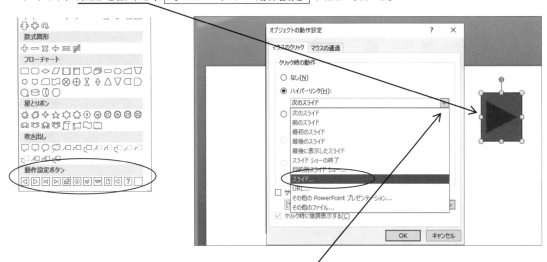

② **ハイパーリンク** に ⦿ → **ハイパーリンク** の ▽
をクリック → **スライド…** クリック → ジャンプ
したいスライドを選択 → **OK** をクリック。
**オブジェクトの動作設定** の画面に戻るので、**OK** 。

③ スライドショーの実行中に ボタン ▶ をクリックすると、指定のスライドにジャンプすることができる。

④ ハイパーリンクの修正：ボタン ▶ を選択 → **挿入** タブ →（**リンク** グループ）**リンク**
→ ②の手順で修正

## （3）画面切り替え効果の設定

スライドを切り替えたときに、スライドに動きを出す。

① **画面切り替え** タブ →（**画面切り替え** グループ）任意の動きを選択する。

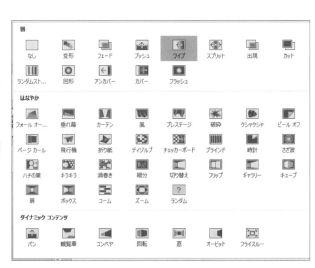

## 3.8　プレゼンテーションの実行

課題3－1　で
　　プレゼンテーションの実行をしてみる。

- スライドショーの実行
- スライドショー実行中にできること
- 目的別のスライドショーを作る

### (1) スライドショーの実行

① **スライドショー** タブ → (**スライドショーの開始** グループ) **最初から** で1枚目から開始。
② マウスをクリックするたびに、次のスライドに移る。

### (2) スライドショーの実行中にできること

実行中にマウスの右ボタンを押すとサブメニューが出る。

- ペンを使ってスライドに書き込みする。
    ① **ポインタオプション** → **ペン** にすると、マウスポインタがペンになり、書き込みできる。

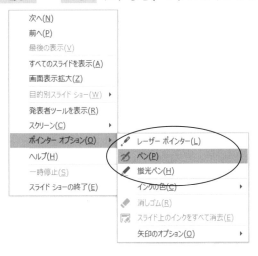

    ② **ポインタオプション** → **スライド上のインクをすべて消去** で書き込みを消せる。

    ③ ペンから元に戻すには、**ポインタオプション** → **ペン**（グレーになっている）を再度クリックする。

- プレゼンテーションが終わるまで「ペン」のままで次のスライドに移るには、サブメニューの[**次へ**]などで行う。

● 出席者の意見などを Word 上でメモしておき、あとで一部修正を加えて会議資料とすることができる。

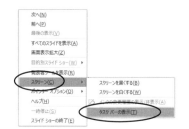

① 先に、Word を立ち上げておく。

② スライドショーを実行する。

③ 実行中にマウスの右ボタンを押すとサブメニューが出る。
[スクリーン] → [タスクバーの表示] を選択。

④ 画面下にタスクバーが現れるので、タスクバーの「Word の文書」をクリックし、Word に発言内容などを入力する。

⑤ 画面下のタスクバーで「PowerPoint スライドショー」をクリックし、実行再開。

⑥ プレゼン終了後に Word の文書を印刷して配布する。
（「3.10 Word を使った配布資料の作成」を参照）


（３）目的別にスライドショーを作る

現在のプレゼンテーションから、目的別に選択したスライドショーを作ることができる。

●設定方法

① スライドショー タブ → (スライドショーの開始 グループ)
目的別スライドショー▼ → 目的別スライドショー → 新規作成 。

② 新規のスライドショーに含むスライドを選んで 追加 していく。

③ スライドショーに名前を付け、OK クリック。

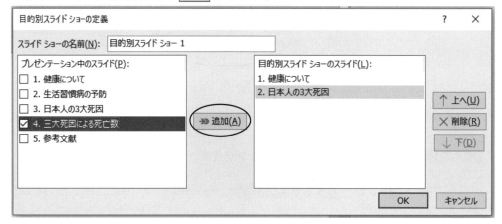

●実行方法

スライドショー タブ → (スライドショーの開始 グループ) 目的別スライドショー▼
→ ③でつけた名前をクリック。

## 3.9　リハーサルの設定

### （1）リハーサルの設定

画面をクリックせずに自動実行させることができる。決められた時間ピッタリに発表を終えられる。

●設定方法

① **スライドショー** タブ →（**設定** グループ） **リハーサル** で、即1枚目から開始される。
② 切り替えタイミングを計りつつ、マウスをクリックする。
③ 実行終了時の画面で **はい** をクリックすると、自動実行のタイミングを保存できる。

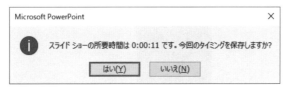

④スライド一覧をクリックすると、各スライドの設定時間が確認できる。

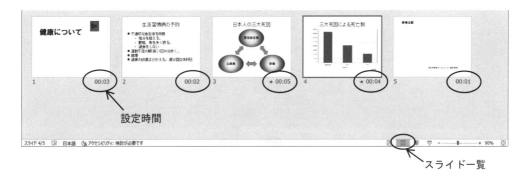

●リハーサルの解除方法

① **スライドショー** タブ →（**設定** グループ） **タイミングを使用** の ✔ をはずす。
または
①' **スライドショー** タブ →（**設定** グループ） **スライドショーの設定** →
**スライドの切り替え** で **クリック時** に ⦿ を付ける。

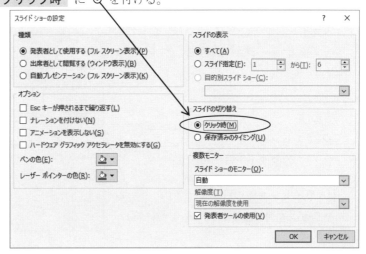

## （２）ナレーションの録音（マイクロフォンが必要）

リハーサル＋録音の形になる。

●設定方法

① スライドショー タブ →（ 設定 グループ） スライドショーの記録▼ → 先頭から記録 をクリック。

② 記録 をクリック。

③ 録音しながら、 ▶ をクリックして画面を切り替える。

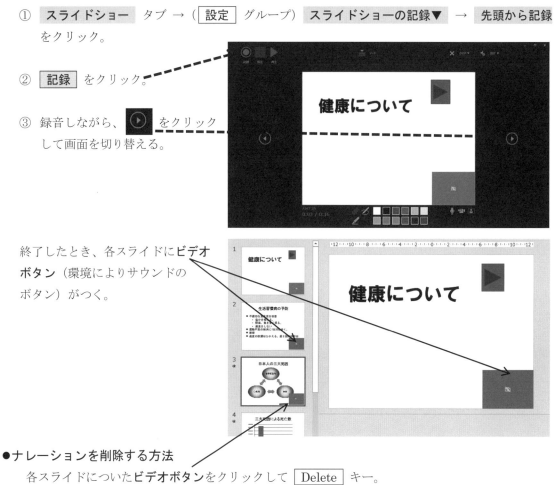

終了したとき、各スライドに**ビデオボタン**（環境によりサウンドのボタン）がつく。

●ナレーションを削除する方法

　各スライドについた**ビデオボタン**をクリックして Delete キー。


●ナレーションをオフにする方法（ナレーションが再生されないだけで削除はされない）

スライドショー タブ →（ 設定 グループ） ナレーションの再生 の ✔ をはずす。

または

スライドショー タブ →（ 設定 グループ） スライドショーの設定 。

スライドショーの設定 画面で ナレーションを付けない に ✔ をつける。

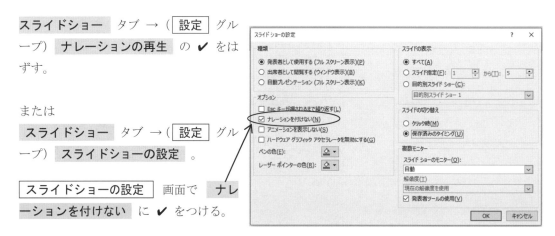

96

## 3.10　Wordを使った配布資料の作成

課題3－1　で
　　配布資料をWordで作る。
　　資料の印刷をする。

（1）Wordを利用して詳細な資料を作成

① 補足資料などがあったらノート部分に追加記入しておく。

　　ノートが表示されていない場合は、
　　 表示 タブ → ノート 。

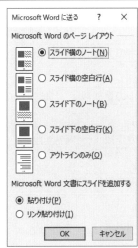

② ファイル タブ → エクスポート
　　→ 配布資料の作成 → 配布資料の作成 ボタンをクリック。

③ 任意のページ レイアウトを選んで OK 。

④ Wordが起動して、選択したレイアウトが送られる。

（2）印刷

PowerPointで作成したスライドを資料として印刷する。

① ファイル タブ → 印刷 。
② 印刷するスライドの範囲、
　　印刷対象などを設定後、 印刷 ボタンをクリック。

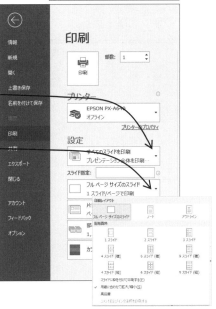

●印刷対象
・ 印刷レイアウト
　　［フルページサイズのスライド］……　用紙1枚にスライド
　　　　　　　　　　　　　　　　　　　　　1枚印刷
　　［ノート］……　用紙1枚にスライド＋ノート1枚

・ 配布資料 ……　用紙1枚に印刷するスライド数を選択で
　　　　　　　　　きる（最大9スライド）

第3章　PowerPoint　97

# 第4章 Excel

　表計算ソフト Excel は、表の形にデータを入力し、自動計算をさせることのできるソフトウェアである。計算結果をもとにグラフの作成やデータの並べ替え・検索・抽出等さまざまなデータ加工ができる。図形・図を扱う場合は、Word と同じ要領で行うので、「2.19 図形描画」、「2.20 図」を参照のこと。

## 課題 4-1　アンケート用紙の作成（ワープロがわりに使ってみよう）

表形式の文書は Excel でも作成しやすい。
第2章で作成したアンケート用紙を、Excel で入力、印刷しよう。

【手順】

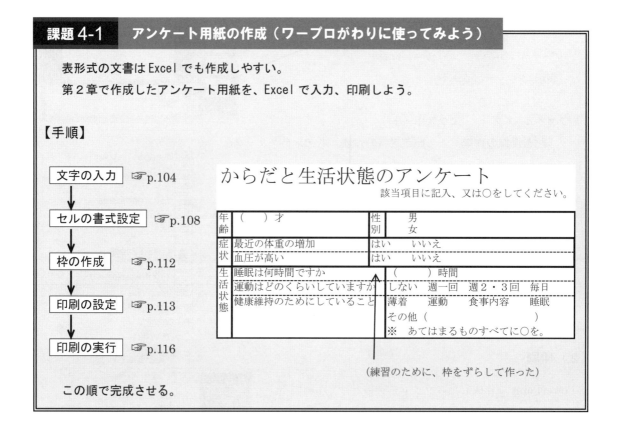

文字の入力　☞ p.104
　↓
セルの書式設定　☞ p.108
　↓
枠の作成　☞ p.112
　↓
印刷の設定　☞ p.113
　↓
印刷の実行　☞ p.116

この順で完成させる。

（練習のために、枠をずらして作った）

## Excel の画面説明

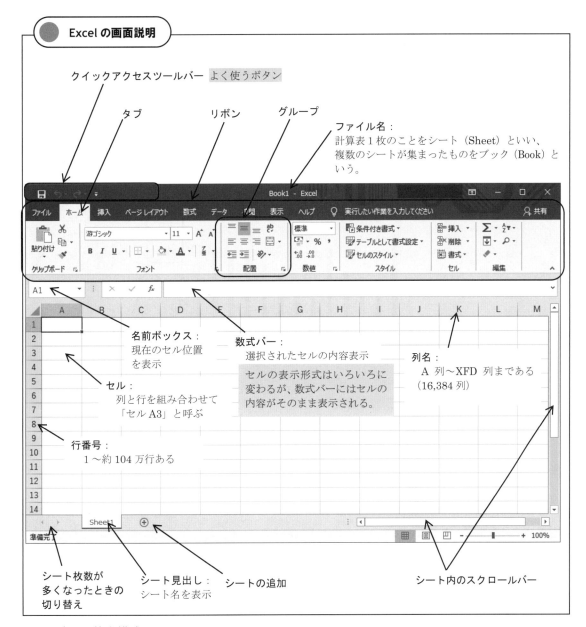

● リボンの基本構成

8つの基本的なタブから成り立つ。タブをクリックすることにより、グループ化されたボタン群が表示される。

| タブ | グループ |
|---|---|
| ファイル | 情報　新規　開く　上書き保存　名前を付けて保存　履歴　印刷　共有　エクスポート　発行　閉じる　アカウント　フィードバック　オプション |
| ホーム | クリップボード　フォント　配置　数値　スタイル　セル　編集 |
| 挿入 | テーブル　図　アドイン　グラフ　ツアー　スパークライン　フィルター　リンク　テキスト　記号と特殊文字 |
| ページレイアウト | テーマ　ページ設定　拡大縮小印刷　シートのオプション　配置 |
| 数式 | 関数ライブラリ　定義された名前　ワークシート分析　計算方法 |
| データ | データの取得と変換　クエリと接続　並べ替えとフィルター　データツール　予測　アウトライン　分析 |
| 校閲 | 文章校正　アクセシビリティ　インサイト　言語　コメント　保護　インク |
| 表示 | ブックの表示　表示　ズーム　ウィンドウ　マクロ |

● 機能別リボンの構成

グラフが処理対象のときに現れるタブ。

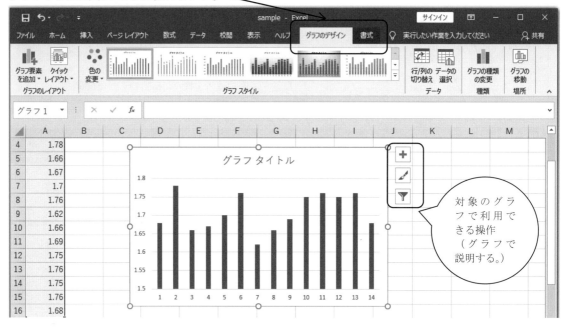

また、図形が処理対象の場合は **図形の書式** というタブが現れる。

※ 以降の Excel 操作を、**タブ → （グループ）ボタン** の形で説明していく。

■ タブ、グループ、ボタンでの操作法を説明するが、マウスの右ボタンをクリックすることにより、そのとき処理できる操作一覧が表示されるので、慣れると右ボタンも便利である（ただし、必ずしも利用可能なすべての操作が出るわけではない）。

（例）セル A1 選択
　　　→マウスの右ボタン。

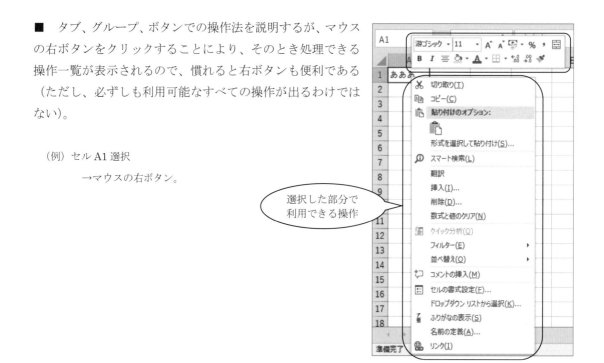

## 4.1　ブックの保存と読み込み

### (1) ブックの新規保存

① **ファイル** タブ → **名前を付けて保存** をクリックすると、名前を付けて保存 の画面が表示される。

② 保存先を指定する。
　**参照** ボタンをクリック。

　例) [USBドライブ] をクリック。
　　フォルダ内に保存するときは、フォルダをダブルクリック。

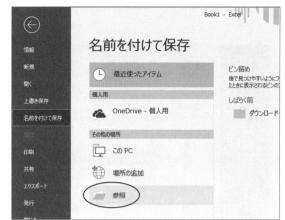

③ ファイル名は自動でつくが、変更したい場合は、[ファイル名] 欄をクリックし、任意の名前を付ける。

④ 保存場所とファイル名を確認して **保存** をクリックすると保存される。
　保存された後は、タイトルバーにファイル名が表示される。

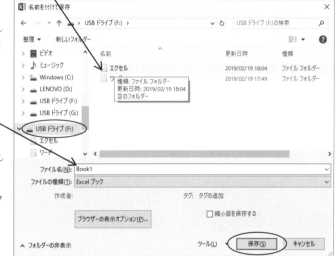

---

#### バージョンを下げて保存する方法

Excel 2003 以前のバージョンでは、通常、Excel 2019 で作成したブックを開けない。
開けるようにするには、あらかじめ Excel 2019 でファイルの種類を変更して保存しておく。
　**ファイル** タブ → **名前を付けて保存** → **参照** ボタン → 保存先、ファイル名を指定、ファイルの種類 → **Excel 97-2003 ブック** をクリック。
以降、上記 ④ は同じである。

---

### (2) ブックの上書き保存

追加や修正などして編集した内容は同じファイル名で更新保存できる。

① **ファイル** タブ → **上書き保存** 。

第4章　Excel　101

## (3) 保存したブックの保護（パスワードの設定）

ブック作成後にパスワードを設定して、ブックを保護することができる。

① ファイル タブ → 情報 をクリックすると、情報 の画面が表示される。

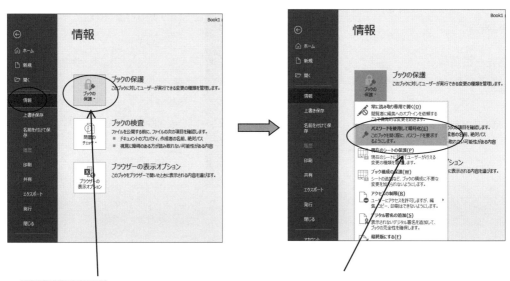

② ブックの保護 ボタンをクリック → ［パスワードを使用して暗号化］を選択。

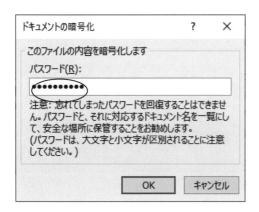

③ パスワードを入力し、 OK をクリックすると、パスワードの確認画面 が表示され、
パスワードを再入力すると、ブックにパスワードが設定される。

● パスワードの解除は、同様の手順でパスワードを消す。

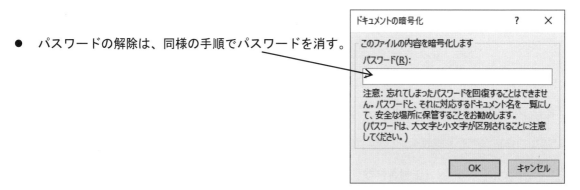

## （4）ブックの読み込み

一度保存したファイルを編集したい場合、画面に読み込んでから編集する。

① ファイル タブ → 開く をクリックすると、開く の画面が表示される。

② ファイルの場所を指定する。
（例） 参照 ボタン → [USBドライブ] をクリック →（フォルダ内のときは）フォルダをダブルクリック。

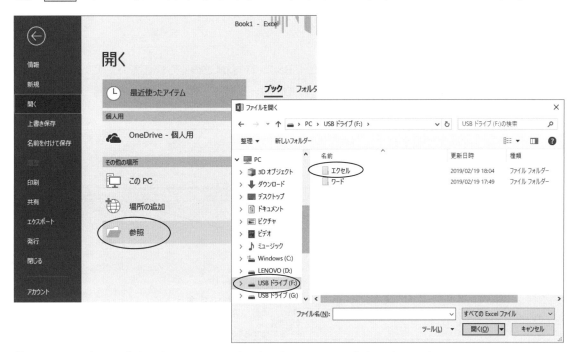

③ ファイル名が一覧表示されるので、呼び出したいファイル名をクリックする。

④ 開く をクリックすると、ファイルが呼び出される。


## （5）新しいブックを開く

白紙のブックを開くとき、

① ファイル タブ → 新規 → 空白のブック をクリック。

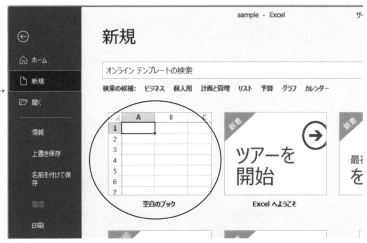

第4章　Excel　103

## 4.2　文字・数字の入力

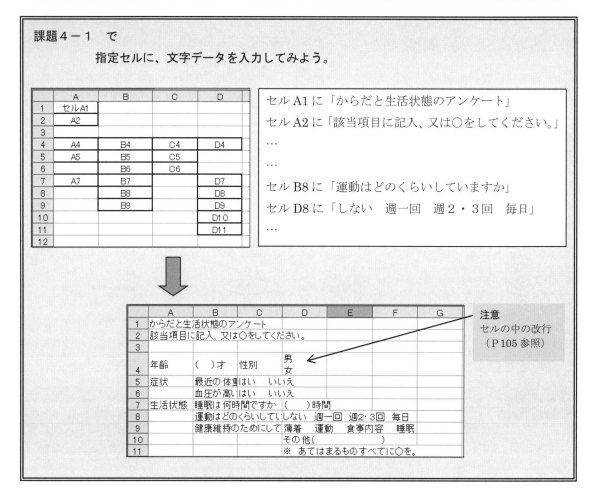

セルには、数値・文字・式・関数が入力できる。セルの表示形式はいろいろに変わるが、数式バーにはセルの内容がそのまま表示される。

### （1）数字の入力

① 入力したいセルをマウスでクリック。
② 入力モードは［半角英数］にしておく。
　（数字は全角で入力しても半角に自動変換されるが）
③ 半角の数字を入力し Enter キーを押す。セルには右詰めで表示される。

> セルに入りきれない数字を入力したとき、セル上の表示が変わる。
> （なお、数式バーには入力したままの数字が表示される）。
> （例）　12345　　　　　　→　#####　　　　列幅をひろげる（後述）と 12345 と表示される。
> 　　　123000000000　　→　1.23E＋11　　指数形式（$1.23×10^{11}$）
> 　　　0.000000000123　→　1.23E-10　　指数形式（$1.23×10^{-10}$）

数字 03 は入力後 3 となる。03 としたいときは、数字の前にシングルクォーテーション（'）をつける（文字の扱いとなる）。

## (2) 文字の入力

① 入力したいセルをマウスでクリック。

② 文字（日本語含む）を入力し Enter キーを押す。
セルには左詰めで表示される。

　文字数が多い場合、右のセルが空白の場合は表示されるが、右のセルが入力済みの場合は列幅分しか表示されない。列幅をひろげる（後述）などをする。

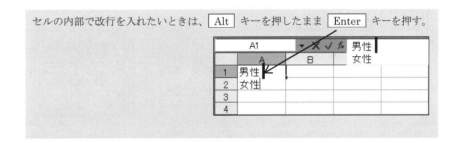

## (3) 入力済みのデータの訂正

① 訂正したいセルをクリック。

② 数式バーをクリックし、数式バーで訂正する。

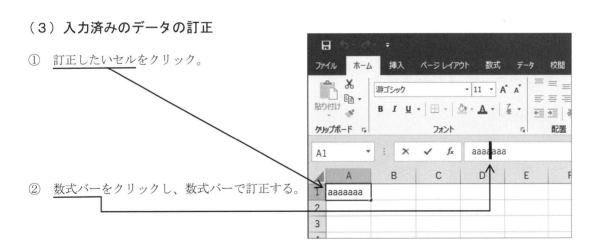

## (4) 入力済みのデータの消去

① 消去したいセルをクリック。

② Delete キーを押す。

第4章　Excel　105

## 4.3　列幅変更、範囲選択方法

> 課題4－1　で
> 　　　　列幅の変更　をしてみよう。（セルの範囲選択の方法）

列幅や行の高さの変更ができる。

### （1）1列の幅、1行の高さ　の変更

列名の間にマウスを近づけ ↔ に変わったところで左右にドラッグすると列幅が変わる。

行番号の間にマウスを近づけ ↕ に変わったところで上下にドラッグすると行の高さが変わる。

### （2）複数列の幅、複数行の高さ　の変更

①　変更したいセル範囲を選択する。

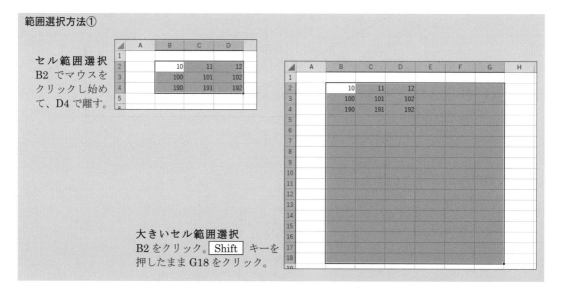

範囲選択方法①

セル範囲選択
B2 でマウスをクリックし始めて、D4 で離す。

大きいセル範囲選択
B2 をクリック。Shift キーを押したまま G18 をクリック。

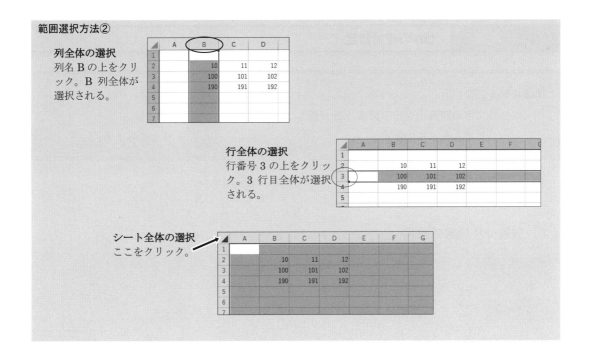

② 行の高さを変更する場合、

　　ホーム タブ → ( セル グループ) 書式▼ → 行の高さ → サイズ指定して、 OK 。

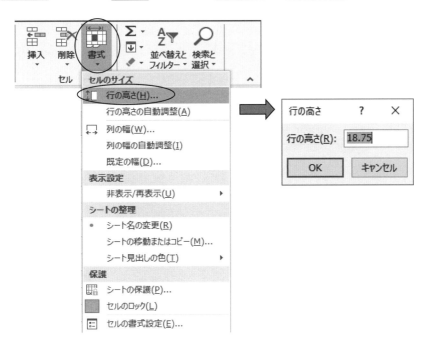

列の幅を変更する場合、上記と同様に、

　　ホーム タブ → ( セル グループ) 書式▼ → 列の幅 → サイズ指定して、 OK 。

## 4.4　セルの書式設定

課題4－1　で
　　　　文字の制御（セルの結合、折り返して表示　など）
　　　　文字スタイルの変更　　　　　　　　　　　　　　　　　　をしてみよう。

セルにはデータの表示形式・配置・文字スタイル等が設定できる。

### （1）数値セルの書式設定

数値データの表示形式の変更（入力内容は不変：数式バーに実データが表示されている）。
①　設定したいセル範囲を選択する（範囲選択は前ページ参照）。
②　ホーム　タブ → （数値　グループ）該当ボタンをクリックする。

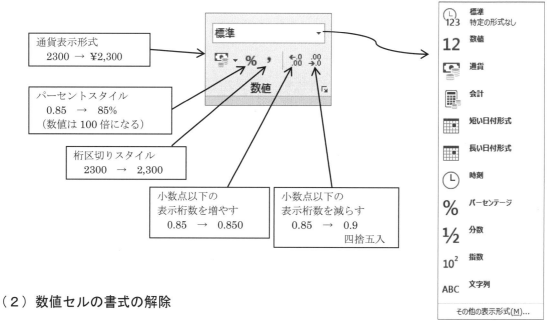

### （2）数値セルの書式の解除

表示形式の基本は［標準］である。この場合、データ内容により数字表示か文字表示か自動判定される。
①　書式設定したいセル範囲を選択する。
②　ホーム　タブ → （数値　グループ）表示形式の　▼　→　標準　（書式の解除のとき）。

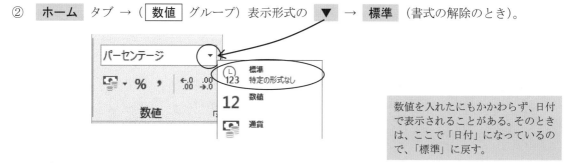

数値を入れたにもかかわらず、日付で表示されることがある。そのときは、ここで「日付」になっているので、「標準」に戻す。

## （3）セルの書式設定

● フォント

文字のスタイル・色・サイズ変更や文字飾りを付ける。

① 書式設定したいセル範囲を選択する。

② ホーム タブ →（ フォント グループ）該当ボタンをクリック。

（Word の「2.8 文字のスタイル」参照）

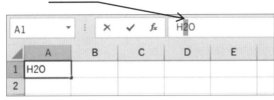

解除：該当ボタンの色が変わっているので、クリックして解除する。

● フォント・下付き

文字の一部に下付きの文字飾りを付ける。

(例) セルの中の $H_2O$ の表示（下付き）

① 書式設定したい範囲を数式バーで選択する。

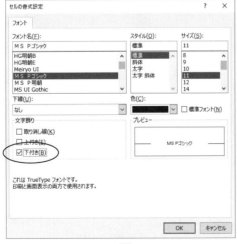

② ホーム タブ →（ セル グループ） 書式▼ → セルの書式設定 → 下付き に ✔ を付ける。

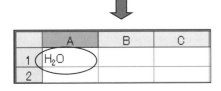

第4章　Excel　109

（4）配置

セル内のデータの配置を変える。

通常、文字データは左詰め、数値データは右詰め、論理値は中央で表示される。

● セル内の文字位置
　① 書式設定したいセル範囲を選択する。
　② ホーム タブ → ( 配置 グループ) 該当ボタンをクリック。

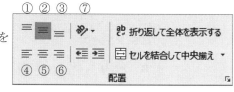

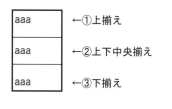

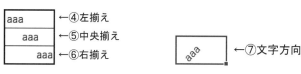

● セルの結合など
　① 書式設定したいセル範囲を選択する。
　② ホーム タブ → ( 配置 グループ) 該当ボタンをクリック。

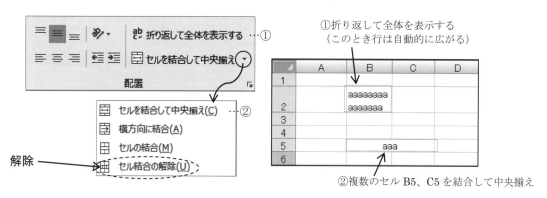

● 縮小表示
　① 書式設定したいセル範囲を選択する。
　② ホーム タブ → ( 配置 グループの右下) をクリックすると セルの書式設定 画面が表示される。
　③ 縮小して全体を表示する に ✓ をつけ → OK 。

　解除：逆の手順でチェックをはずす。

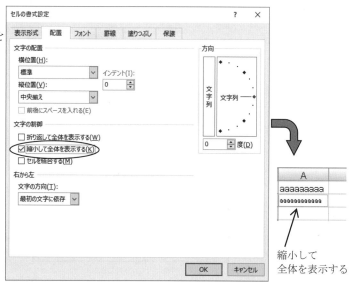

● 配置 グループを使いこなそう

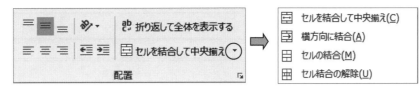

折り返して全体表示の練習

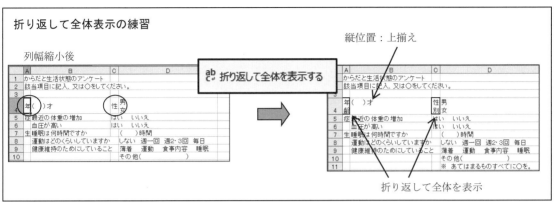

セルの結合の練習

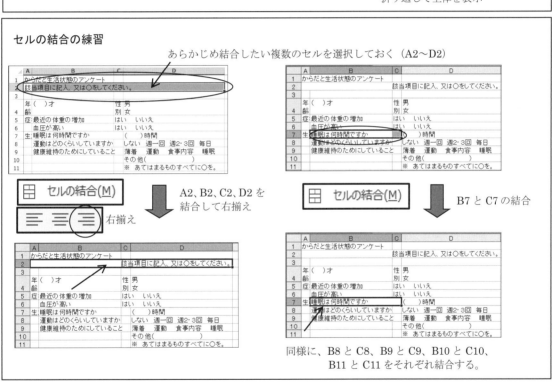

折り返し と セルの結合 の練習

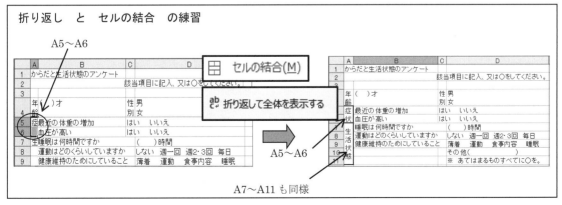

第4章 Excel 111

## 4.5 罫線

> 課題4－1 で
> 罫線で枠をつけてみよう。

セルの区切りの線（薄いグレー）は、印刷されない。
枠をつけて表の形に整えるには、罫線を引く必要がある。

### （1）罫線ボタンで罫線を引く

① 枠をつけたいセル範囲を選択する。

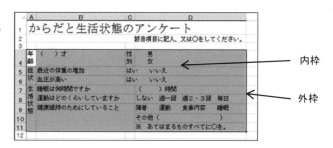

② **ホーム** タブ
→ （**フォント** グループ） ⊞▼ の▼をクリック。
→ メニューより、該当ボタンをクリック。

（例）格子、太い外枠。

### （2）自由な罫線

① **ホーム** タブ →（**フォント** グループ） ⊞▼ の▼→ **罫線の作成** クリック、**線の色** クリック、**線のスタイル** クリックで、色や線種を決める。

② マウスポインタが鉛筆の形 ✎ になるので、セルに沿って線を引く。
解除： ESC キーをクリック。

### （3）罫線の削除

① **ホーム** タブ →（**フォント** グループ） ⊞▼ → **罫線の削除** をクリック。
② マウスポインタが消しゴムの形 になるので、セルに沿って罫線をなぞる。
解除： ESC キーをクリック。

## 4.6　ワークシートの印刷

課題4-1で
アンケート用紙をイメージどおりに印刷してみよう。

### (1) 部分印刷

ワークシートの一部分を印刷したいとき

印刷範囲の設定 → 印刷イメージの確認 → レイアウトの変更 → 印刷　の手順で行う。

● 印刷範囲の設定

① 印刷したいセル範囲を選択。

② ページレイアウト タブ →（ ページ設定 グループ）印刷範囲▼ → 印刷範囲の設定 。

これで、選択部分が印刷範囲となる。

● 印刷イメージの確認

① ファイル タブ → 印刷 で印刷イメージが現れる。

② レイアウトの変更をする場合は、 ページ設定 をクリック。

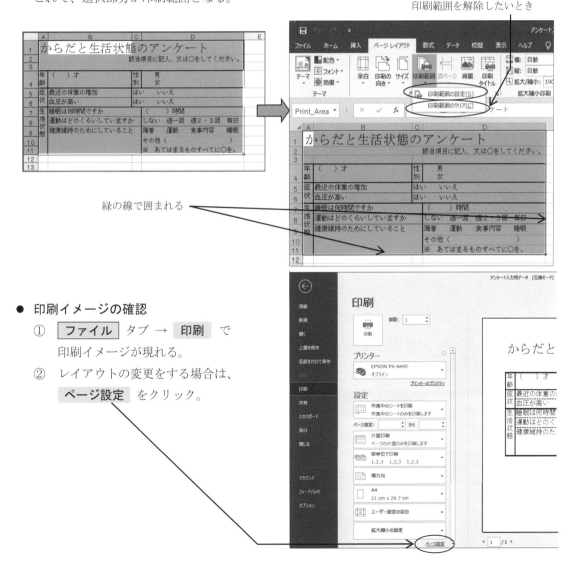

第4章　Excel　113

● レイアウトの変更

　イメージが小さい、印刷の向き（縦横）を変えたい、など印刷イメージを変更したい場合

　・ ページ タブでイメージの拡大・縮小、縦横変更、用紙サイズ変更　　・ 余白 タブで余白の大きさ変更

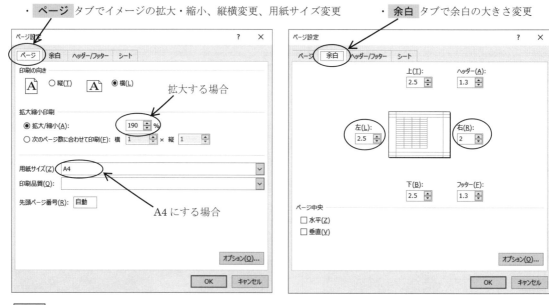

　　OK をクリック。

● リボンでのレイアウトの変更

　　ページレイアウト タブ → ( 拡大縮小印刷 グループ) 拡大/縮小▼▲ をクリックして設定。

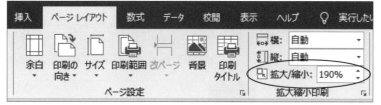

（小さかったら190% など）

・余白の大きさ変更、縦横の変更、用紙サイズを変更など

　　ページレイアウト タブ → ( ページ設定 グループ) 該当ボタンをクリックして設定。

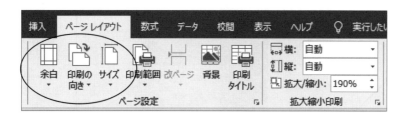

● 行見出し、または列見出しを固定して印刷したい場合

（例）元データが複数ページにまたがるとき、2ページ以降にも行見出しを出したい。

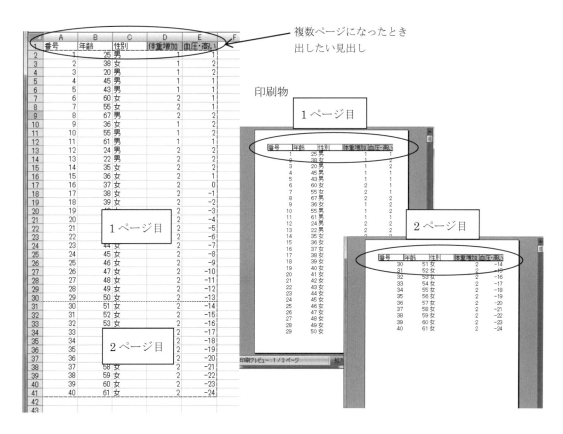

**ページレイアウト** タブ → （**ページ設定** グループ） **印刷タイトル** をクリックすると **ページ設定** 画面が出る。

**タイトル行** の ⬆ ボタンをクリック → マウスで1行目をクリック（例A1）→ 再度 ⬇ ボタンをクリック。

**OK** をクリック。

第4章 Excel 115

- 印刷
    ① ファイル タブ → 印刷 で、 印刷 画面が出る。

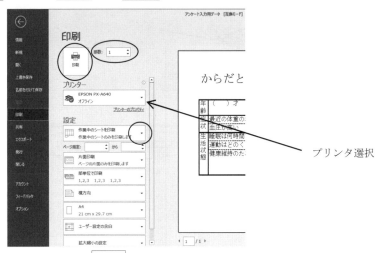

    ② ページや部数を指定して、 印刷 ボタンをクリックすると印刷される。

（2）全体印刷

ワークシートのデータすべてを印刷したいときの手順。
Excel は何も指定しないと、ワークシートを適当な大きさにページ分けして印刷する。シート内の破線は1ページの区切りを示す。

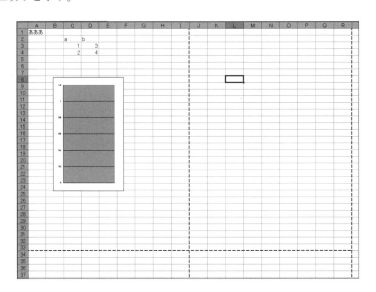

① ファイル タブ → 印刷 で、 印刷 画面が出る。

② ページや部数を指定して、 印刷 ボタンをクリックすると印刷される。

## 課題 4-2　数値入力と関数とグラフ

表とグラフを作成しよう。

【手順】

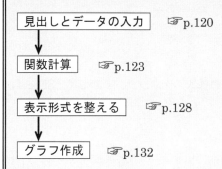

この順で完成させていく。

外来患者数

| 区分 | 新来患者 | 再来患者 | 科別合計 | 新来患者率 |
|---|---|---|---|---|
| 内科1 | 2,221 | 33,304 | 35,525 | 6.3% |
| 内科2 | 1,907 | 11,968 | 13,875 | 13.7% |
| 内科3 | 1,227 | 20,970 | 22,197 | 5.5% |
| 内科4 | 1,163 | 19,123 | 20,286 | 5.7% |
| 内科5 | 2,486 | 23,173 | 25,659 | 9.7% |
| 内科6 | 3,933 | 27,218 | 31,151 | 12.6% |
| 内科7 | 936 | 25,140 | 26,076 | 3.6% |
| 合計 | 13,873 | 160,896 | 174,769 | |
| 平均 | 1,982 | 22,985 | 24,967 | |
| 最大 | 3,933 | 33,304 | 35,525 | |
| 最小 | 936 | 11,968 | 13,875 | |
| 標準偏差 | 1,037 | 6,701 | 7,119 | |

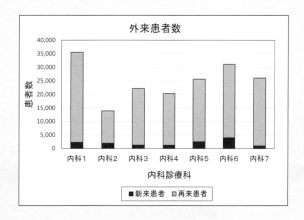

準備:
新しいワークシートを作り、シート名を「外来患者」とする。　☞p.118
見出しと数値データをセルに入力しておく。

|   | A | B | C | D | E | F | G |
|---|---|---|---|---|---|---|---|
| 1 | | | | | | | |
| 2 | | | | | | | |
| 3 | | | 外来患者数 | | | | |
| 4 | | | | | | | |
| 5 | | | 区分 | 新来患者 | 再来患者 | 科別合計 | 新来患者率 |
| 6 | | | 内科1 | 2221 | 33304 | | |
| 7 | | | | 1907 | 11968 | | |
| 8 | | | | 1227 | 20970 | | |
| 9 | | | | 1163 | 19123 | | |
| 10 | | | | 2486 | 23173 | | |
| 11 | | | | 3933 | 27218 | | |
| 12 | | | | 936 | 25140 | | |
| 13 | | | 合計 | | | | |
| 14 | | | 平均 | | | | |
| 15 | | | 最大 | | | | |
| 16 | | | 最小 | | | | |
| 17 | | | 標準偏差 | | | | |
| 18 | | | | | | | |
| 19 | | | | | | | |

## 4.7　ワークシートの挿入／削除

課題4－2　で
　　新しいワークシートを挿入して、名前を付ける。

(1) ワークシートの挿入、名前の変更、削除

● ワークシートを追加する

　ホーム　タブ →（ セル　グループ）　挿入▼　→　シートの挿入　クリック → 新しく「Sheet4」などの名前でワークシートが追加される。

● ワークシートに任意の名前を付ける

　シート見出しをクリックし、名前を付けたいワークシートを前に出す　→　ホーム　タブ →（ セル　グループ）　書式▼　→　シート名の変更　クリック → ワークシートに任意の名前を付ける。

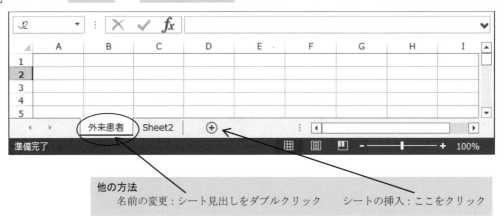

他の方法
　　名前の変更：シート見出しをダブルクリック　　シートの挿入：ここをクリック

● ワークシートを削除する

　シート見出しをクリックし、削除したいワークシートを前に出す　→　ホーム　タブ →（ セル　グループ）　削除▼　→　シートの削除　クリック。

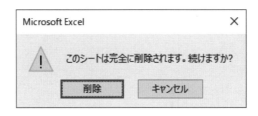

削除内容を確認後、　削除　をクリック。

### 4.8　行・列・セルの挿入／削除

データを入力していくときに、途中で行・列・セルを挿入、削除したい場合がある。

#### （1）行・列・セルの挿入

① 挿入したいところのセルをクリック。

② ホーム タブ →（ セル グループ） 挿入▼ → セルの挿入 クリック
→（例） 下方向にシフト を選択して OK すると、元のセルが下方向にずれて、空白セルが追加される。

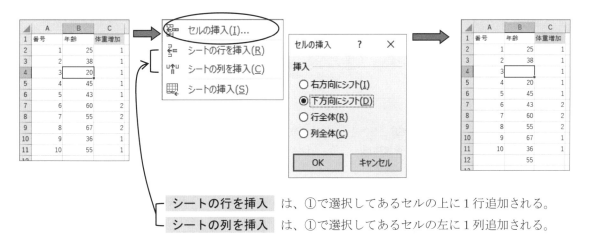

シートの行を挿入 は、①で選択してあるセルの上に1行追加される。
シートの列を挿入 は、①で選択してあるセルの左に1列追加される。

#### （2）行・列・セルの削除

① 削除したいセルをクリック。

② ホーム タブ →（ セル グループ） 削除▼ → セルの削除 クリック
→（例） 左方向にシフト を選択して OK すると元のセルが削除され、セルが左方向にずれる。

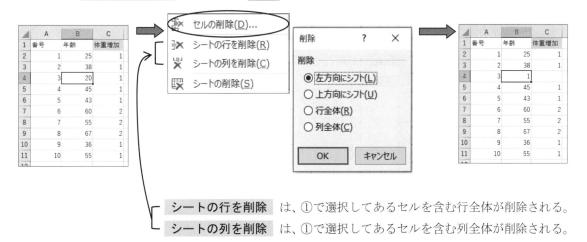

シートの行を削除 は、①で選択してあるセルを含む行全体が削除される。
シートの列を削除 は、①で選択してあるセルを含む列全体が削除される。

第4章　Excel　119

## 4.9 連続データの作成

課題4-2 で
　　見出しの「内科1〜内科7」を連続データで作成しよう。

### (1) 数字の連続番号の入力

セルに、連続した数値を入力できる（縦または横の連続したセルで可能）。

① 初期値（例：3）を入力する。
② このセルを選択する。
③ ホーム タブ → (編集 グループ) フィル▼ → 連続データの作成 → 項目設定し OK クリック。

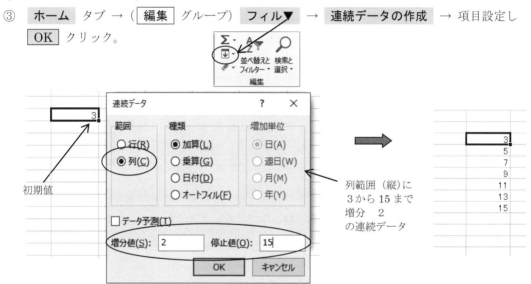

列範囲（縦）に
3から15まで
増分　2
の連続データ

他の方法
① 初期値（例：30）と、初期値＋増分値（例：32）を入力
② 2つのセルを選択
③ 右下の ■ にマウスポインタを合わせて ✚ の形になったら下方向へドラッグ＆ドロップする。

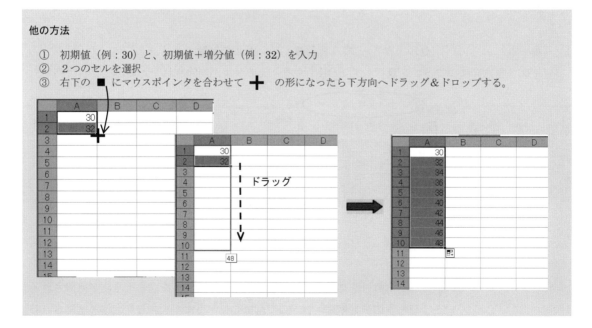

## （2）文字＋数字の連続番号の入力

　文字と数字の混在したデータが入力されているとき、数字を連続させることができる（縦または横の連続したセルで可能）。

① 初期値（例：内科1）を入力する。
② 初期値を含めて連続データを作りたい範囲を選択。
③ ホーム タブ →（ 編集 グループ） フィル▼ → 連続データの作成 → オートフィル に ⊙ → OK をクリック。

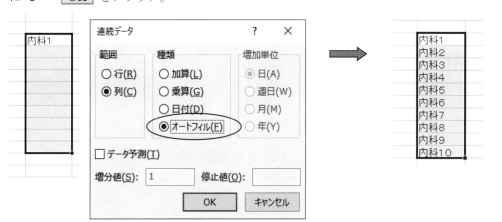

**他の方法**

① 初期値（例：内科1）を入力する。
② このセルを選択。
③ 右下の ■ にマウスポインタを合わせて ✚ になったら下方向へドラッグ＆ドロップする。

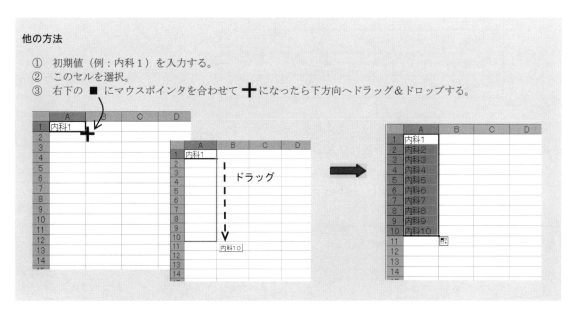

先頭の2つのセルに初期値と初期値＋増分値を入力し、同様にドラッグ＆ドロップも可能。

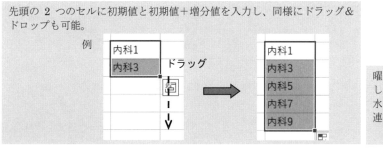

曜日の「日」だけ入力し、同様にして「日月火水…」といった曜日の連続入力もできる。

第4章　Excel　121

## 4.10 計算式の入力

### ■ 計算式の入力

① 計算結果を出したいセルをマウスでクリック。

② 入力モードは［半角英数］にしておく。

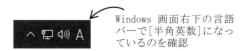
Windows 画面右下の言語バーで［半角英数］になっているのを確認

③ =3+4+5+6 のように計算式を入力し Enter を押す。

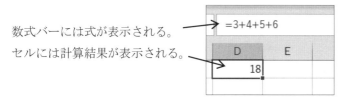

数式バーには式が表示される。
セルには計算結果が表示される。

式は半角の ＝ から始まる。

● 式にはセル名、四則演算式、関数（4.11 参照）、定数などを含めることができる。
四則演算記号は、次のキーを使う。

| 加算（＋） | ＋ |
| --- | --- |
| 減算（－） | － |
| 乗算（×） | ＊ |
| 除算（÷） | ／ |
| べき乗（例：2³） | ＾ （例：=2^3） |

演算は（ ）記号を用いて優先順位を変更することができる。

式にセル名を入れた場合、変数の扱いになる。

例：セル A1 に 200 、セル C1 に =a1+5 と入力すると、205 と表示される。

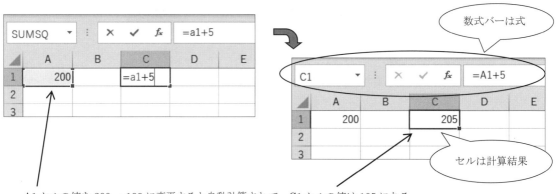

数式バーは式

セルは計算結果

A1 セルの値を 200 → 100 に変更すると自動計算されて、C1 セルの値は 105 になる。

セル名の入力は大文字「A1」でも小文字「a1」でもどちらでもよい。

## 4.11 関数の入力

課題4-2で 関数と式を入力しよう。

|   | A | B | C | D | E | F | G | H |
|---|---|---|---|---|---|---|---|---|
| 1 |   |   |   |   |   |   |   |   |
| 2 |   |   |   |   |   |   |   |   |
| 3 |   |   | 外来患者数 |   |   |   |   |   |
| 4 |   |   |   |   |   |   |   |   |
| 5 |   |   | 区分 | 新来患者 | 再来患者 | 科別合計 | 新来患者率 |   |
| 6 |   |   | 内科1 | 2221 | 33304 | =SUM関数 | 式 |   |
| 7 |   |   | 内科2 | 1907 | 11968 |   |   |   |
| 8 |   |   | 内科3 | 1227 | 20970 |   |   |   |
| 9 |   |   | 内科4 | 1163 | 19123 |   |   |   |
| 10 |  |   | 内科5 | 2486 | 23173 |   |   |   |
| 11 |  |   | 内科6 | 3933 | 27218 |   |   |   |
| 12 |  |   | 内科7 | 936 | 25140 |   |   |   |
| 13 |  |   | 合計 | =SUM関数 |   |   |   |   |
| 14 |  |   | 平均 | =AVERAGE関数 |   |   |   |   |
| 15 |  |   | 最大 | =MAX関数 |   |   |   |   |
| 16 |  |   | 最小 | =MIN関数 |   |   |   |   |
| 17 |  |   | 標準偏差 | =STDEV関数 |   |   |   |   |

=D6／F6

関数とは、あらかじめ定義されている数式である。
関数を使用することにより、計算式をより簡単にすることができる。

関数（例）

| 合計 | ＝SUM（範囲） |
| 平均 | ＝AVERAGE（範囲） |
| 標準偏差 | ＝STDEV.P（範囲） ← $n$で割った結果 |
| 不偏標準偏差 | ＝STDEV.S（範囲） ← $n-1$で割った結果（統計の検定で使用） |
| 最大値 | ＝MAX（範囲） |
| 最小値 | ＝MIN（範囲） |

関数は半角の ＝ から始まる

連続する範囲の場合は、範囲の左上と右下のセル名を「：」でつなげて指定する。
　（例）　セル B2～G6 の範囲を指定するとき
　　　　B2：G6

離れた範囲の場合は、セル名を「，」で区切って指定する。
　（例）　セル B2 と D2 と E2 を指定するとき
　　　　B2, D2, E2

## （1）関数の直接入力：合計

セル A10 に ＝sum(a1:a7) と入力すると、セル A1 から A7 までの合計が A10 に表示される。

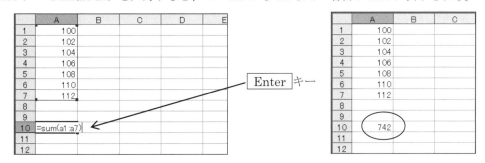

関数名は、大文字「SUM」でも、小文字「sum」でも、どちらでもよい。

## （2）関数ボタンを使う：（例）合計

① 結果を表示したいセル（A10）をクリック。
② **数式** タブ →（ **関数ライブラリ** グループ） **オート SUM▼** → **合計** をクリック。
③ 範囲が合っていたら Enter キーを押すと結果が表示される。
範囲が違っていたら、範囲をマウスでドラッグし直して Enter キー を押すと結果が表示される。

範囲は破線で囲まれるので、
正しい範囲をドラッグし直す

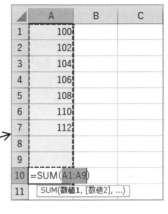

## （3）関数ボタンを使う：（例）標準偏差

① 結果を表示したいセル（A10）をクリック。
② **数式** タブ →（ **関数ライブラリ** グループ） **その他の関数▼** → **統計▶** → **STDEV.P** をクリック。

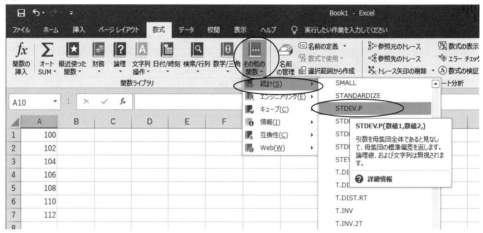

③ **関数の引数** 画面で直接範囲を直してもいい（a1:a7 と入力）が、マウスで選択する方法もある。そちらを説明する。

④ ［数値1］の ⬆ ボタンをクリック。

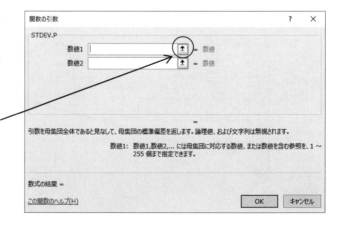

⑤ マウスで範囲(A1:A7)をドラッグし、再度［関数の引数］画面の ボタンをクリック。

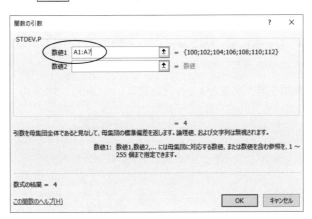

⑥ 範囲の確認をしたら OK をクリック。

⑦ セル(A10)に結果が表示された。

第4章 Excel 125

## （4）簡易型計算（オートカルク）

計算結果を**一時的に確認**したいとき便利な処理。

① 計算結果を出したいセルを範囲選択。範囲選択しただけで、個数などが画面の右下に表示される。

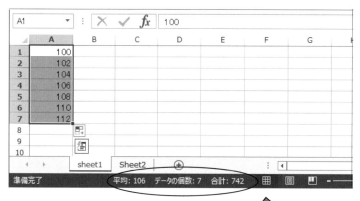

② 結果表示されたところで、マウスを右クリック。

③ サブメニューから、計算種類を選択すると、その計算結果が表示される。

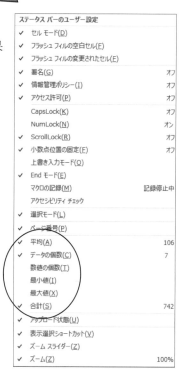

## （5）クイック分析

選択範囲のデータに対して、右下の　　　ボタンで合計や平均などの集計行を簡単に表示できる。詳細は、「4.25 クイック分析（3）」を参照。

**代表的な関数**　　　　　　　　　　　　　　（用語の詳細は「5.3 基本統計量」参照）

| | | |
|---|---|---|
| 絶対値 | 数学／三角 | =ABS（1セル範囲） |
| 整数 | | =INT（1セル範囲） |
| 合計 | | =SUM（範囲） |
| 条件に合う合計 | | =SUMIF（範囲, 検索条件, 合計範囲）<br><br>（例1）A列に性別、B列に身長が入力されている。<br>　　　A列に 男 と入力されているセルのB列（身長）を<br>　　　合計する。<br>　　　　=SUMIF（A1:A10,"男",B1:B10）<br>　　　　　　　　関数ボタン利用のときは 男 でよい<br>（例2）A列に 9 と入力されているセルのB列の値を<br>　　　合計する。<br>　　　　=SUMIF（A1:A10,9,B1:B10） |
| 0から1の間の乱数 | | =RAND（） |
| 指定された範囲の整数の乱数 | | =RANDBETWEEN（最小値, 最大値） |
| 平均 | 統計 | =AVERAGE（範囲） |
| 標準偏差 | | =STDEV.P（範囲） |
| 不偏標準偏差（標本から予測した値） | | =STDEV.S（範囲） |
| 分散、不偏分散 | | =VAR.P（範囲）、　=VAR.S（範囲） |
| 最大値 | | =MAX（範囲） |
| 最小値 | | =MIN（範囲） |
| 数値の入っているセルの個数 | | =COUNT（範囲） |
| 条件に合うセルの個数 | | =COUNTIF（範囲, 条件）<br><br>（例1）9 と入力されているセルの数<br>　　　　=COUNTIF(A1:A10,9)<br><br>（例2）男と入力されているセルの数<br>　　　　=COUNTIF(A1:A10,"男") |
| 条件によりデータを変える | 論理 | =IF（条件, 真の場合, 偽の場合）<br>（例）結果を出したいセル（例：B3）に<br>　　　　=IF(A3=9,"",A3)<br>　　　と入力すると、セルA3が9だったらセルB3をカラに<br>　　　し、それ以外だったらA3と同じ値をB3に出力する。<br><br>複数条件<br>=IF（AND（条件1,条件2, …）, 真の場合, 偽の場合）<br>=IF（OR（条件1,条件2, …）, 真の場合, 偽の場合） |
| 文字列の左から$m$文字を取り出す | 文字列操作 | =LEFT（範囲,$m$） |
| 文字列の右から$m$文字を取り出す | | =RIGHT（範囲,$m$） |
| 開始位置$n$から$m$文字を取り出す | | =MID（範囲,$n$,$m$） |
| 現在の日付 | 日付／時刻 | =TODAY（） |
| 現在の日付と時刻 | | =NOW（） |

| 4.12 | セルの複写・移動 |

課題4－2　で
**関数と式を複写しよう。**
その後、％表示や小数点以下
の桁数の調整などをしよう。
（「4.4　セルの書式設定」参照）

| | A | B | C | D | E | F | G |
|---|---|---|---|---|---|---|---|
| 1 | | | | | | | |
| 2 | | | | | | | |
| 3 | | | 外来患者数 | | | | |
| 4 | | | | | | | |
| 5 | | | 区分 | 新来患者 | 再来患者 | 科別合計 | 来患者率 |
| 6 | | | 内科1 | 2221 | 33304 | =SUM関 | 元　　式 |
| 7 | | | 内科2 | 1907 | 11968 | | |
| 8 | | | 内科3 | 1227 | 20970 | | 先 |
| 9 | | | 内科4 | 1163 | 19123 | | |
| 10 | | | 内科5 | 2486 | 23173 | | |
| 11 | | | 内科6 | 3933 | 27218 | | |
| 12 | | | 内科7 | 936 | 25140 | | |
| 13 | | | 合計 | =SUM関数 | | | |
| 14 | | | 平均 | =AVE　　関数 | | | |
| 15 | | | 最大 | =M 元 | | 先 | |
| 16 | | | 最小 | =MIN | | | |
| 17 | | | 標準偏差 | =STDEV関数 | | | |
| 18 | | | | | | | |

複写とは、セル内の数字、文字、式などのデータと同じものを他のセルに作ること。

移動とは、セル内の数字、文字、式などのデータを他のセルに移し、元のセルを空にすること。

## （1）セル内の文字や数字の複写（縦または横の連続したセルに複写）

① データ（例：30）を入力する。

② このセルを選択する。

③ 右下の　■　にマウスを合わせて╋になったら下へドラッグ＆ドロップする。

## （2）セル内の文字や数字の複写（離れたセルに複写）

① 複写元セルを選択する（複数のセルも選択可能）。

② **ホーム** タブ → （| **クリップボード** | グループ） **コピー** をクリック。

③ 複写先セルを選択する（複数のセルも選択可能）。

④ **ホーム** タブ → （| **クリップボード** | グループ） **貼り付け▼** → **貼り付け** をクリック。

128

> 一度コピーしたセルの内容は、元のセルの枠が点線で囲まれている状態であれば、何度でも貼り付けを行うことができる。

## (3) セル内の文字や数字の移動（離れたセルに移動）

① 移動元セルを選択する（複数のセルも選択可能）。
② **ホーム** タブ → (**クリップボード** グループ) **切り取り** をクリック。
③ 移動先セル1ヶ所（**先頭**）を選択。
④ **ホーム** タブ → (**クリップボード** グループ) **貼り付け▼** → **貼り付け** をクリック。

## (4) セル内の式や関数の複写

同様に、セルに入っている式や関数を複写すると……

式中のセル名は、横に複写すると列番号が増加、縦に複写すると行番号が増加した状態で再計算され、結果が表示される。

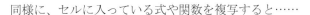

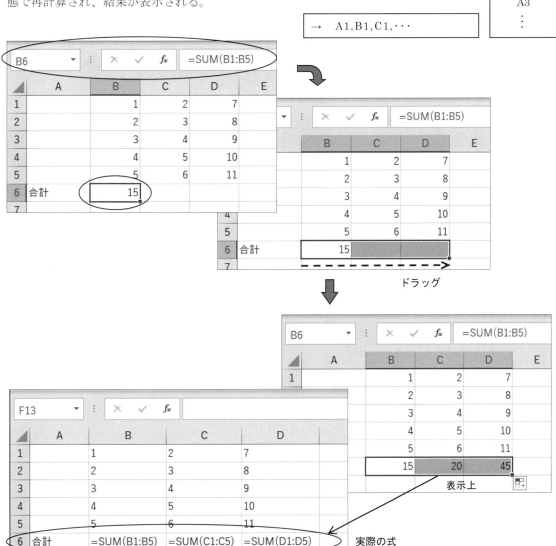

## （5）形式を選択して貼り付け

　セルに入っている式や関数を複写するとき、セルで表示された「値のみ」を複写したい場合や、セルの「レイアウトのみ」複写したい場合がある。

① 複写元セルを選択する。（複数のセルも選択可能）

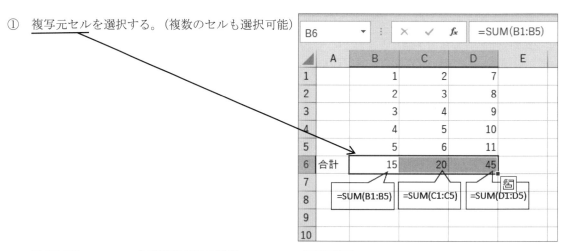

② ホーム タブ →（ クリップボード グループ） コピー をクリック。
③ 複写先セル１ヶ所（先頭　例：B12）を選択。
④ ホーム タブ →（ クリップボード グループ） 貼り付け▼ → 値の貼り付け → 値 をクリック。

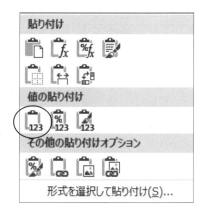

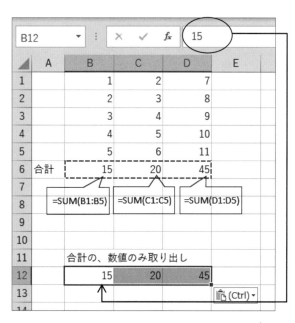

複写元のセルの内容は式だったが、
複写先のセル（B12）の内容は値になった。

## 4.13　式中のセル名の固定化（$）

Excelでは　式　を縦に複写すると　行番号　が自動的に変化していく。
　　　　　　　横に複写すると　列名　　が自動的に変化していく。
しかし、この様にセル名が変わっては困る場合がある。その場合は、
　列名が変わらないよう、　列名の前に $
　行番号が変わらないよう、行番号の前に $
をつける。

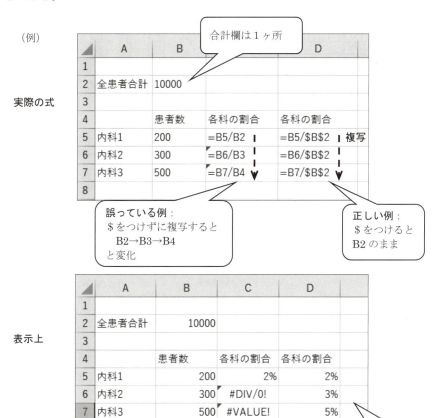

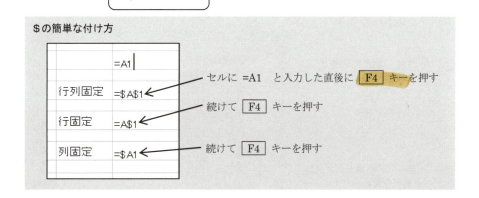

## 4.14 グラフ

課題4-2で
グラフを作成しよう。

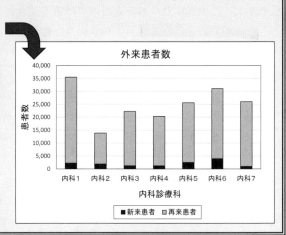

ワークシート上で作成したデータを元にグラフを作成することができる。

### （1）グラフの作成

① グラフにしたいセル範囲（データソース）を選択。
「新来患者」「再来患者」の文字と、「内科1」〜「内科7」を含んだ範囲（C5：E12）を選択。

> グラフを簡単に作成するには
> 　上1行めに系列名（例：新来患者、再来患者）
> 　左1列めにX軸項目名（例：内科1〜内科7）
> を含んだ範囲を選択するとよい。

② 挿入 タブ →（ グラフ グループ）縦棒グラフの挿入▼ → 任意のグラフを選択すると、グラフが描かれる。

③ その後、詳細の変更をしていく。

※右の「積み上げ縦棒グラフ」は、データ系列の書式を変えてすでに見やすくしてある。

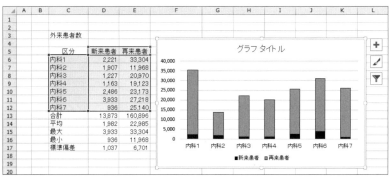

## （2）グラフ各部の名称

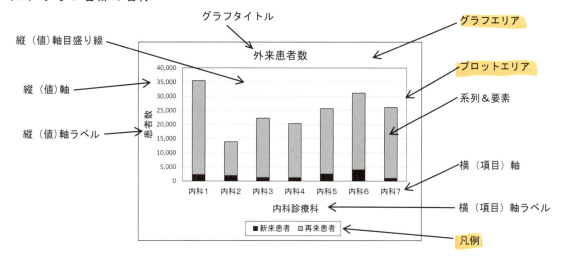

## （3）作成後のグラフのサイズ変更、移動

① あらかじめグラフを選択しておく。

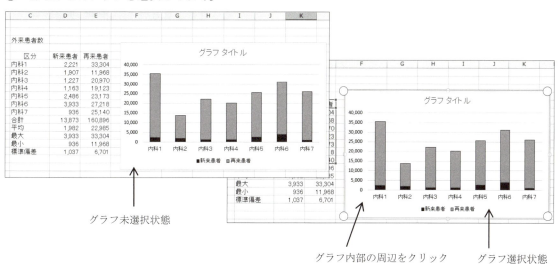

● グラフの大きさを変える

周辺の サイズ変更ハンドル ○ の位置をポイントし、ドラッグ＆ドロップすることで、大きさの変更ができる。

● グラフの移動

グラフ内部でマウスポインタが ✥ に変わったところでドラッグ＆ドロップすると、グラフ全体を移動することができる。

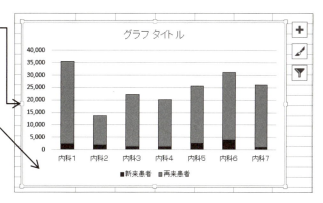

第4章　Excel　133

## （4）作成後のグラフの加工

① あらかじめグラフを選択しておく。
② 　グラフのデザイン　タブ／　書式　タブ　を利用する。
②' 簡易な方法としては、これらのボタンを使用する。

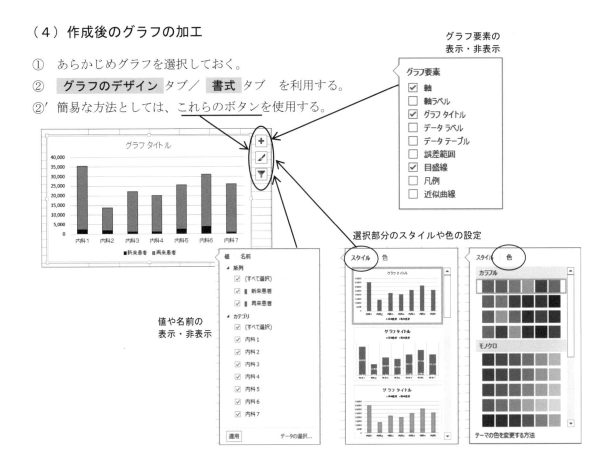

▼ 　グラフのデザイン　タブ

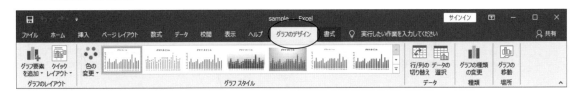

● 入力データの行と列（X軸、Y軸）を逆にしたいとき
　　グラフのデザイン　タブ →（　データ　グループ）　行/列の切り替え　をクリック。

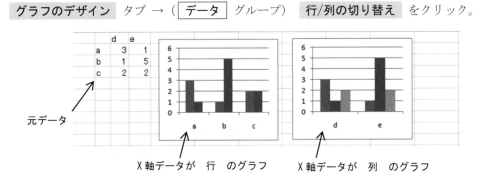

- 元データの範囲を変更、削除するとき
    **グラフのデザイン** タブ → (**データ** グループ) **データの選択** をクリック。

・元データの範囲の変更
  ① **データソースの選択** 画面の ↑ ボタンをクリック。

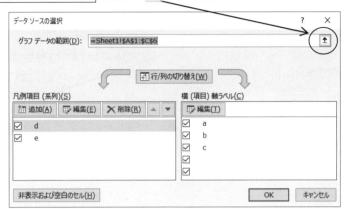

  ② マウスで正しいセル範囲をドラッグ。
  ③ 再度 **データソースの選択** 画面の ボタンをクリック。

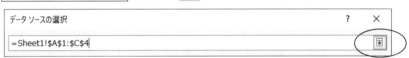

  ④ **OK** をクリック。

・元データの一部削除
    **グラフのデザイン** タブ → (**データ** グループ) **データの選択** をクリック。

  ① 削除したい項目（系列）をクリックして、**削除** ボタンをクリック。

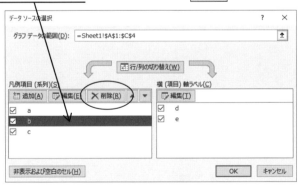

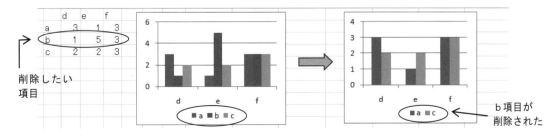

● データ未入力の箇所がある場合、前後を線で結ぶ（折れ線グラフなど）
　　グラフのデザイン　タブ → （ データ 　グループ）　データの選択 　をクリック。

　① 　非表示および空白のセル 　をクリック。
　② 　データ要素を線で結ぶ 　を ⦿ にして 　OK 　をクリック。

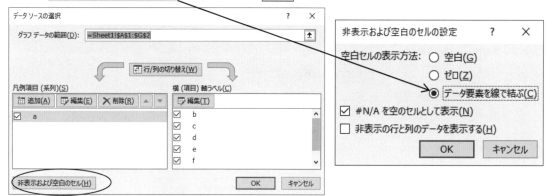

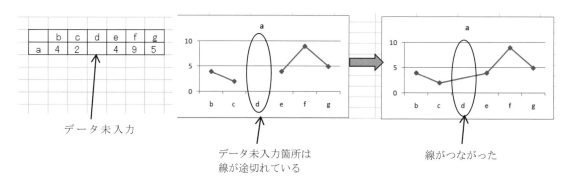

データ未入力

データ未入力箇所は
線が途切れている

線がつながった

● グラフの種類の変更
　　グラフのデザイン　タブ → （ 種類 　グループ）　グラフの種類の変更 　。

● グラフの作成場所の変更
　　グラフのデザイン　タブ → （ 場所 　グループ）　グラフの移動 　。

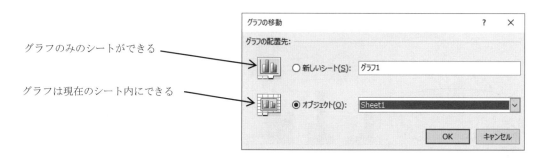

グラフのみのシートができる

グラフは現在のシート内にできる

- グラフのレイアウトの変更

  グラフのデザイン タブ → ( グラフのレイアウト グループ)

  クイックレイアウト▼ → レイアウト 1～11

  いずれかを選択。

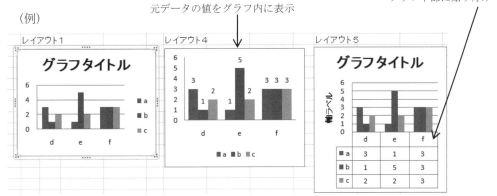

- グラフのスタイル変更

  グラフのデザイン タブ → ( グラフスタイル グループ) スタイル 1～16

  いずれかを選択。

- グラフ要素の追加と詳細設定

  グラフのデザイン タブ → ( グラフのレイアウト グループ)

  グラフ要素を追加▼ → 任意の項目を選択することにより、その項目の表示／非表示を設定できる。

  色がついている場合は表示状態である。再度クリックすると非表示となる。

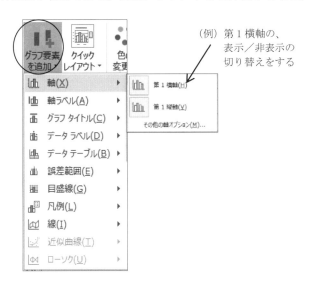

第 4 章　Excel　137

▼ **書式** タブ

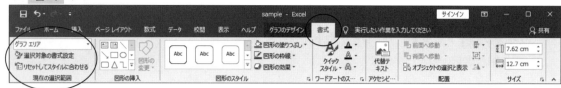

- 選択した部分のみの書式を変えたいとき

    グラフ内の変更箇所をクリック → **書式** タブ →
    （ 現在の選択範囲 グループ）**選択対象の書式設定** をクリック。
    または
    （ 現在の選択範囲 グループ）の ▼ で変更箇所選択 → **選択対象の書式設定** をクリック。

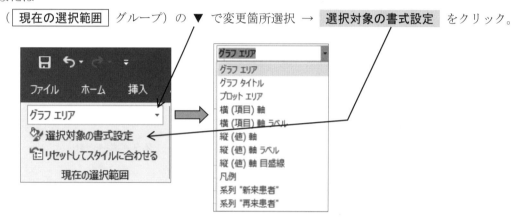

右欄に作業ウィンドウが表示され、種々の設定ができる。

グラフエリアを選択したときの、作業ウィンドウの例を次に示す。

○をつけた項目をクリックすることにより、その項目の詳細設定ができる。

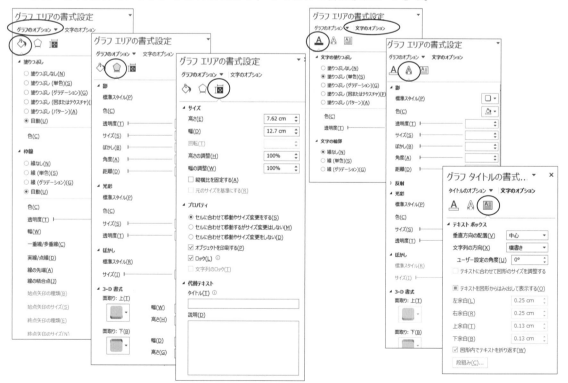

代表的な処理を示す。

・縦（値）軸ラベルを縦書きにする

縦軸ラベルをクリック → 書式 タブ → （ 現在の選択範囲 グループ） 選択対象の書式設定 クリック → 作業ウィンドウの 文字のオプション → テキストボックス → 文字列の方向 → 縦書き をクリック。

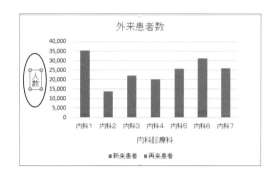
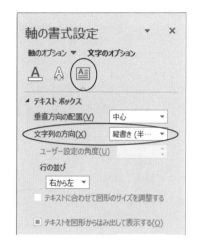

・縦（値）軸のメモリを自動から手動で設定する

縦（値）軸をクリック → 書式 タブ → （ 現在の選択範囲 グループ） 選択対象の書式設定 をクリック → 作業ウィンドウの 軸のオプション 内の 境界値 の 最大値・最小値 を入力する。

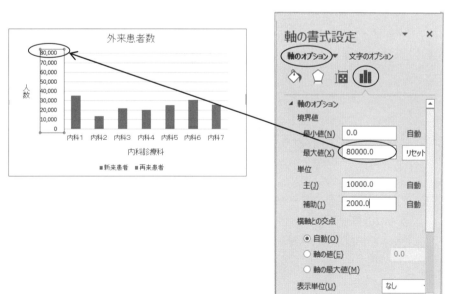

例
境界値を最小値「0.0」、最大値「80000.0」に設定すると、縦軸のメモリが0～80000で表示される

第4章 Excel 139

（5）各種グラフ

・ 挿入 タブ → ( グラフ グループ)

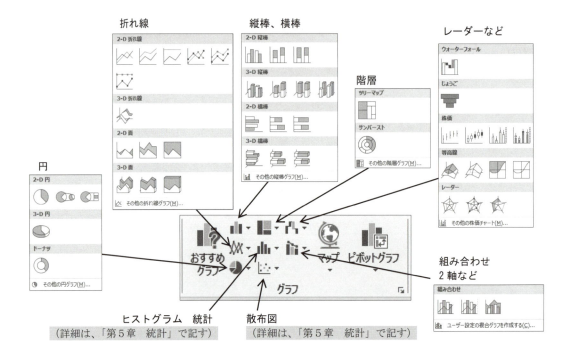

● 円グラフ

アンケート（例：「朝食のとり方」）で人数集計したものを割合で見るには、円グラフ（または100%積み重ね棒グラフ）がよい。

円グラフを描いてみる。

① グラフにしたいセル範囲を選択。

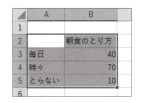

② 挿入 タブ → ( グラフ グループ) 円またはドーナツグラフの挿入▼ → 任意の円を選択すると円グラフが描かれる。

③ 円グラフの場合、パーセンテージを表示するとよい。
　 グラフのデザイン タブ → ( グラフのレイアウト グループ)
　 クイックレイアウト▼ → レイアウト6

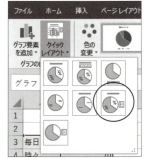

④ 円グラフの場合、プロットエリアを大きくするとよい。

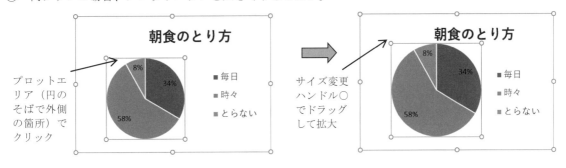

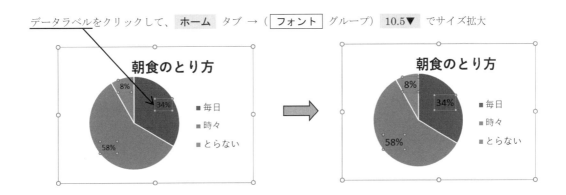

⑤ 「とらない（例：グレー）」の部分を強調するために、切り出してみる。

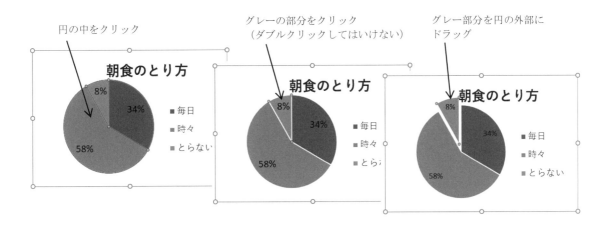

● 折れ線

時系列データ（時間ごとに変化するデータ）の変化をみたい場合に利用。

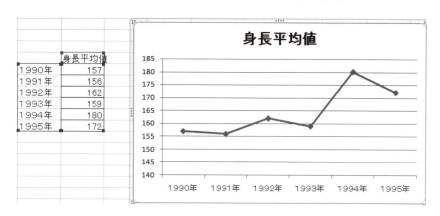

● レーダーチャート

同一人物の体力バランスをみたい場合などに利用。

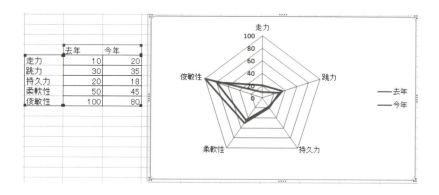

● 散布図

個人の摂取カロリーと体重をセットとして、1点表示する。それを全員分、点で表示することで、摂取カロリーと体重の全体の傾向を知ることができる。

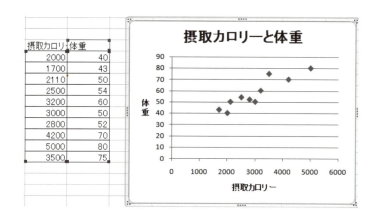

● 2軸上の折れ線と縦棒

単位や基準の違う2種類のデータを一つのグラフに表したい場合に利用。

① グラフにしたいセル範囲を選択。
② 挿入 タブ → ( グラフ グループ) 組み合わせ → 集合縦棒・第2軸の折れ線 を
クリック。

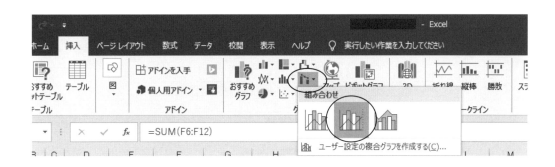

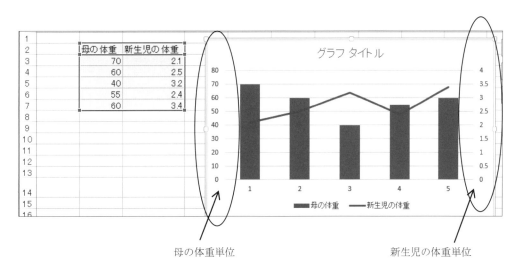

母の体重単位　　　　　　　　　　　新生児の体重単位

（6）スパークライン

セル内に小さなグラフを作成し、データを瞬時に視覚化することができる。
・ 折れ線 ： 時系列データの変化を表示する。
・ 縦棒 ： データの大小を比較する。最大・最小も視覚化される。
・ 勝敗 ： データの正負のみ（符号のみが判断される）を表示する。

第4章　Excel　143

① グラフにしたいセル範囲を選択。(例)：B3:M3
② 挿入 タブ → ( スパークライン グループ) 折れ線 をクリック。

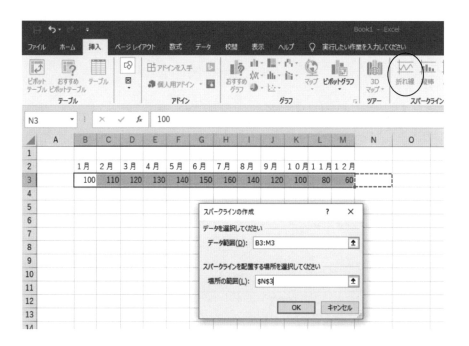

③ スパークラインを描画するセルを選択する（通常、隣接場所がよい）。
④ その後、詳細の変更をしていく。
　　スパークライン タブ → … 。

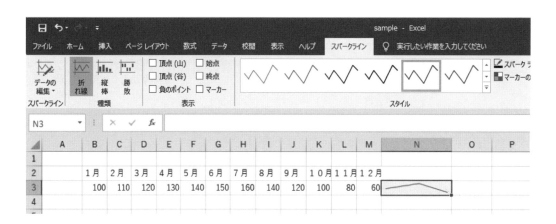

(7) クイック分析

選択範囲のデータに対して、右下の ボタンでグラフやスパークラインを簡単に表示できる。操作は、「4.25 クイック分析（2）（5）」を参照。

## 課題 4-3　アンケートデータの入力と集計

課題4－1で調べたアンケート結果の入力と集計をしよう。

【手順】

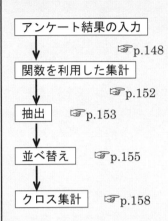

アンケート結果の入力　☞p.148
関数を利用した集計　☞p.152
抽出　☞p.153
並べ替え　☞p.155
クロス集計　☞p.158

この順で完成させていく。

### からだと生活状態のアンケート

該当項目に記入、又は○をしてください。

| 年齢 | （　　）才 | 性別 | 男　女 |
|---|---|---|---|
| 症状 | 最近の体重の増加 | | はい　いいえ |
| | 血圧が高い | | はい　いいえ |
| 生活状態 | 睡眠は何時間ですか | | （　　）時間 |
| | 運動はどのくらいしていますか | | しない　週一回　週2・3回　毎日 |
| | 健康維持のためにしていること | | 薄着　運動　食事内容　睡眠 |
| | | | その他（　　　　　　　） |
| | | | ※　あてはまるものすべてに○を。 |

| 番号 | 年齢 | 性別 | 体重増加 | 血圧・高い | 睡眠時間 | 運動頻度 | 薄着 | 運動 | 食事 | 睡眠 |
|---|---|---|---|---|---|---|---|---|---|---|
| 1 | 25 | 男 | 1 | 1 | 8.5 | 3 | 1 | 1 | 1 | 2 |
| 2 | 38 | 女 | 1 | 2 | 9 | 2 | 2 | 2 | 2 | 1 |
| 3 | 20 | 男 | 1 | 2 | 5 | 1 | 2 | 1 | 2 | 1 |
| 4 | 45 | 男 | 1 | 1 | 6 | 1 | 1 | 1 | 1 | 2 |
| 5 | 43 | 男 | 1 | 1 | 6 | 4 | 1 | 2 | 1 | 2 |
| 6 | 60 | 女 | 2 | 1 | 7.5 | 3 | 2 | 1 | 2 | 2 |
| 7 | 55 | 女 | 2 | 2 | 8.5 | 1 | 2 | 1 | 2 | 1 |
| 8 | 67 | 男 | 2 | 2 | 5.5 | 2 | 2 | 1 | 1 | 1 |
| 9 | 36 | 女 | 1 | 2 | 4 | 4 | 2 | 1 | 1 | 1 |
| 10 | 55 | 男 | 1 | 2 | 8.5 | 2 | 2 | 1 | 2 | 1 |
| 11 | 61 | 男 | 1 | 1 | 8.5 | 2 | 2 | 1 | 1 | 2 |
| 12 | 24 | 男 | 2 | 2 | 8 | 3 | 2 | 2 | 1 | 2 |
| 13 | 22 | 男 | 2 | 2 | 6 | 3 | 2 | 1 | 1 | 2 |
| 14 | 35 | 女 | 2 | 2 | 5 | 4 | 1 | 1 | 1 | 2 |
| 15 | 36 | 女 | 2 | 1 | 7.5 | 4 | 1 | 1 | 1 | 2 |

集計など

準備：

見出しをセルに入力しておく。

| | 番号 | 年齢 | 性別 | 体重増加 | 血圧・高い | 睡眠時間 | 運動頻度 | 薄着 | 運動 | 食事 | 睡眠 |
|---|---|---|---|---|---|---|---|---|---|---|---|
| 男 | 1 | | | | | | | | | | |
| 女 | 2 | | | | | | | | | | |
| | 3 | | | | | | | | | | |
| | 4 | | | | | | | | | | |
| | 5 | | | | | | | | | | |
| | 6 | | | | | | | | | | |
| | 7 | | | | | | | | | | |
| | 8 | | | | | | | | | | |
| | 9 | | | | | | | | | | |
| | 10 | | | | | | | | | | |
| | 11 | | | | | | | | | | |
| | 12 | | | | | | | | | | |
| | 13 | | | | | | | | | | |
| | 14 | | | | | | | | | | |
| | 15 | | | | | | | | | | |

| | 4.15 | 質問票作成の注意、データ入力の注意 |

## （1）質問票を作るときの注意

● 難しい言葉や専門用語を使用しない

　　　よくない例）　発作的にテタニーを起こすことがありますか。

● 1つの質問で2つのことは聞かない

　　　よくない例）　医療従事者としてやりがいや給与が高いことはあなたにとってどのくらい重要
　　　　　　　　　ですか。

● 誘導的な質問はしない

　　　よくない例）　現在、我が国では環境問題が重要視されていますが、あなたは古い電気器具を
　　　　　　　　　長期間使用する人について、どう思いますか。

● 質問に対する回答が対象者の個人的意見なのか、社会一般に対する意見なのかを明確にする

　　　よくない例）　病院が医療従事者としての経験年数ではなく、知識や技能によって給与を決め
　　　　　　　　　ることに賛成ですか。反対ですか。

● 前の質問が後の質問に影響を及ぼさないようにする

　　　よくない例）　質問1：　近年、子供の虐待が増加してきていますが、その原因は何であると
　　　　　　　　　　　　　　思いますか。
　　　　　　　　　質問2：　近年、日本の家族制度は崩壊してきたと思いますか。

● 一番細かい単位でデータをとる

　　　よくない例）　あなたはどの年代に当てはまりますか。
　　　　　　　　　　　　１．10代　　　２．20代　　　３．30代

　年齢データから年代データを作ることは可能だが、あとで年齢が必要になってもアンケートを取り直すことは難しい。

　　　　　　　アンケートをとる場合、個人情報が保護されるよう、充分注意する。また、アンケートの利用目的や利用範囲、結果の取り扱いや結果の公開方法などについて記載した「同意書」を取り交わし、了解の上で回答してもらう。個人情報保護法の詳細は、次ページを参照。

　このような点に注意して、アンケート調査を行う。

## ● 個人情報保護法

コンピュータ利用の普及とともに、個人情報の漏洩やプライバシーの侵害についても大きな問題になっている。

2005 年 4 月に施行された「個人情報保護法」について記しておく。

「個人情報保護法」とは、1980 年に定められた「OECD8 原則」((1)収集制限の原則 (2)データ内容の原則 (3)目的明確化の原則 (4)利用制限の原則 (5)安全保護の原則 (6)公開の原則 (7)個人参加の原則 (8)責任の原則)を基とし、「個人の権利と利益を保護するために、**体系的に整理**された**個人情報を取扱う事業者**に対して**個人情報**の取り扱い方法を定めた」法律である。
**個人情報の保護**と**個人情報の開示**の 2 つの側面を持つといえる。

---

**個人情報** の定義
個人に関する情報で、氏名、住所、生年月日などから特定の個人を識別することができるものをいう。個人識別符号(マイナンバー、虹彩、指紋など、他の情報と照合することで、特定の個人を識別することができるもの)を含む。

**個人情報を取扱う事業者** の定義
個人情報(個人データ)を取り扱うすべての企業。

**体系的に整理** の定義
個人情報が含まれる情報の集まりで、検索できる状態になっているもの。
(住所・氏名が ID で検索できるような会員情報など)

---

個人情報取扱事業者に課せられる義務
① 情報の取得・利用について
　　利用目的の特定・公表。
② 適正・安全管理
　　個人データの正確性・最新性の確保。
　　個人データの漏洩等の防止。
　　従業者、委託先の監督。
③ 個人データの第三者への提供
　　本人の同意を得ない個人データを第三者に提供してはならない。
　　本人の求めによる提供停止。
④ 本人の権利と関与(本人または代理人による求めに応じて)
　　本人に、利用目的の通知。
　　本人に、個人データを開示。
　　個人データ内容不備の訂正などを行う。
　　違反があったときは、利用停止などを行う。
⑤ 苦情の処理
　　苦情処理窓口の設置。
　　苦情処理手順の策定。

個人情報保護法　違反時の罰則
「6 ヶ月以下の懲役または 30 万円以下の罰金」の刑事罰。
損害賠償民事訴訟のリスク、など。

## （2）アンケート結果を Excel に入力するときの注意

アンケート結果を Excel に入力するとき、Excel で計算しやすいような形（データを数字）に置き換える。

● **文字による単一回答は数値にする**　　　　　　1：Yes　2：No

　　　　　　　　　　　　　　　　　　　　　　または　1：Yes　0：No　など。

● **文字による順序回答は、番号にする**　　小から大へ　1→2→3→4　など。　　（注）

● **複数回答可の場合は、項目すべてを横に並べて、各項目を単一回答にする**

　　　　　　　　　　　　　　　　　　1：選択する　2：選択しない　など。

● **欠測値**（無回答）などは　**未入力**（空白セルのまま）とする

| | 数値回答 | 文字回答 | 単一回答 | 単一回答 | 数値回答 | 順序回答 | 複数回答 | |
|---|---|---|---|---|---|---|---|---|
| | | | 1:Yes<br>2:No | 1:Yes<br>2:No | | 1:しない<br>2:週一回<br>3:週2・3回<br>4:毎日 | 1:Yes<br>2:No | |

| 番号 | 年齢 | 性別 | 体重増加 | 血圧・高い | 睡眠時間 | 運動頻度 | 薄着 | 運動 | 食事 | 睡眠 |
|---|---|---|---|---|---|---|---|---|---|---|
| 1 | 25 | 男 | 1 | 1 | 8.5 | 3 | 1 | 1 | 1 | 2 |
| 2 | 38 | 女 | 1 | 2 | 9 | 2 | 2 | 2 | 2 | 1 |
| 3 | 20 | 男 | 1 | 2 | 5 | 1 | 2 | 1 | 2 | 1 |
| 4 | 45 | 男 | 1 | 1 | 6 | 1 | 1 | 1 | 1 | 2 |
| 5 | 43 | 男 | 1 | 1 | 6 | 4 | 1 | 2 | 1 | 2 |
| 6 | 60 | 女 | 2 | 1 | 7.5 | 3 | 2 | 1 | 2 | 2 |
| 7 | 55 | 女 | 2 | 1 | 8.5 | 1 | 2 | 1 | 2 | 1 |
| 8 | 67 | 男 | 2 | 2 | 5.5 | 2 | 2 | 1 | 1 | 1 |
| 9 | 36 | 女 | 1 | 2 | 4 | 4 | 2 | 1 | 1 | 1 |
| 10 | 55 | 男 | 1 | 2 | 8.5 | 2 | 2 | 1 | 2 | 1 |
| 11 | 61 | 男 | 1 | 1 | 8.5 | 2 | 2 | 1 | 1 | 2 |
| 12 | 24 | 男 | 2 | 2 | 8 | 4 | 2 | 2 | 1 | 2 |
| 13 | 22 | 男 | 2 | 2 | 8 | 3 | 2 | 1 | 1 | 2 |
| 14 | 35 | 女 | 2 | 2 | 5 | 4 | 1 | 1 | 1 | 2 |
| 15 | 36 | 女 | 2 | 1 | 7.5 | 4 | 1 | 1 | 1 | 2 |

（注）　順序回答で、**逆転項目**の数値の置き換えには注意する。

　**逆転項目**とは、調査目的に対して、肯定的に答えたとき得点が高くなる項目が一般的であるが、肯定的に答えたとき得点が低くなる項目をいう。

　例）看護師の職場の満足度について調査しようとしている場合

　　[1]　あなたは現在の職場に満足していますか。

　　　　（1）非常に不満足　　　（2）やや不満足　　　（3）やや満足　　　（4）非常に満足

　　[2]　あなたはこの1年間に、職場を辞めようと思ったことはありますか。

　　　　（1）全くない　　　（2）1・2回ある　　　（3）3・4回ある　　　（4）5回以上ある

　[1]の質問は回答の数字が高くなると満足の度合いが高くなり、[2]の質問は回答の数字が高くなると満足の度合いが低くなる。

　Excel に入力するときに「満足度が低→高」を基準とすれば、[2]の番号は、（4），（3），（2），（1）の順に入力する。

## 4.16 効率的な入力方法（リスト入力の設定）

課題4-3 で
アンケート結果のデータを入力しよう。
性別を入力するときに、「リストから入力」の設定をしよう。

2択・3択などの結果を入力するとき、リストから選んでクリックするだけで入力できる。

### (1) リストから入力

（例）性別をリスト入力する。

① リスト元となるデータを適当なセルに入力しておく。
② リスト入力を設定したい範囲を選択する。
③ **データ** タブ →（**データツール** グループ） **データの入力規則▼** → **データの入力規則** 。

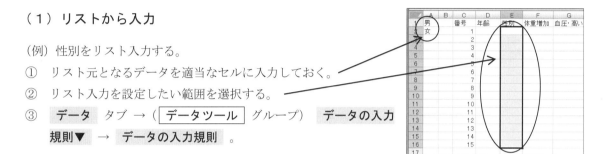

④ **設定** シートの **入力値の種類** を［リスト］に、**元の値** をセル A1:A2 にする。

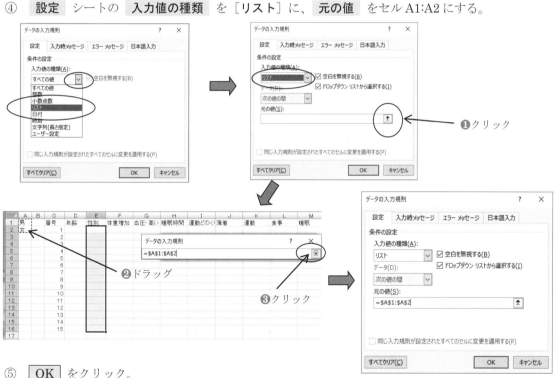

⑤ **OK** をクリック。
⑥ データ入力時、セルをクリックすると ▼ がつくので、▼ をクリックして現れたリストから項目を選択する。

## 4.17 ウィンドウ枠の固定

データを入力していくときに、スクロールにより見出しが見えていないと入力しにくい。

特定の列や行を、見出しとして常に表示しておく（ウィンドウ枠を固定する）ことができる。

### （1）ウィンドウ枠の固定

① 選択したセルの**上の行**と**左の列**が固定されるので、適切なセルをクリックする。

| | A | B | C | D | E | F | G | H | I | J | K |
|---|---|---|---|---|---|---|---|---|---|---|---|
| 1 | 男 | | 番号 | 年齢 | 性別 | 体重増加 | 血圧・高い | 睡眠時間 | 運動頻度 | 薄着 | 運動 |
| 2 | 女 | | 1 | 25 | 男 | 1 | 1 | 8.5 | 3 | 1 | 1 |
| 3 | | | 2 | 38 | 女 | 1 | 2 | 9 | 2 | 2 | 2 |
| 4 | | | 3 | 20 | 男 | 1 | 2 | 5 | 1 | 2 | 1 |
| 5 | | | 4 | 45 | 男 | 1 | 1 | 6 | 1 | 1 | 1 |
| 6 | | | 5 | 43 | 男 | 1 | 1 | 6 | 4 | 1 | 2 |
| 7 | | | 6 | 60 | 女 | 2 | 1 | 7.5 | 3 | 2 | 1 |
| 8 | | | 7 | 55 | 女 | 2 | 1 | 8.5 | 1 | 2 | 1 |
| 9 | | | 8 | 67 | 男 | 2 | 2 | 5.5 | 2 | 2 | 1 |
| 10 | | | 9 | 36 | 女 | 1 | 2 | 4 | 4 | 2 | 1 |
| 11 | | | 10 | 55 | 男 | 1 | 2 | 8.5 | 2 | 2 | 1 |
| 12 | | | 11 | 61 | 男 | 1 | 1 | 8.5 | 2 | 2 | 1 |
| 13 | | | 12 | 24 | 男 | 2 | 2 | 8 | 4 | 2 | 1 |
| 14 | | | 13 | 22 | 男 | 2 | 2 | 8 | 3 | 2 | 1 |

固定

固定

② **表示** タブ →（**ウィンドウ** グループ）**ウィンドウ枠の固定▼** → **ウィンドウ枠の固定** 。

現在のセルの**上の行**と**左の列**が固定される。

これにより、大量のデータでも、常に見出しが出ていて入力しやすい。

### （2）ウィンドウ枠固定の解除

① **表示** タブ →（**ウィンドウ** グループ）**ウィンドウ枠の固定▼** → **ウィンドウ枠固定の解除** 。

## 4.18　検索／置換

データを入力したあとで、条件に一致するデータの、検索や置換ができる。

### （1）検索

（例）右のデータで「2」を検索する。

① **ホーム** タブ →（**編集** グループ）
　　**検索と選択▼** → **検索** 。
　　**検索と置換** 画面が表示される。
　　ここで検索内容を指定する。

　・ 検索対象が「計算結果」のときは、
　　**オプション** をクリックして、**値** に
　　設定する。
　・ 検索対象が「2」のみで、「22」は
　　対象外にしたいときは
　　**セルの内容が完全に同一…** に ✓ 。

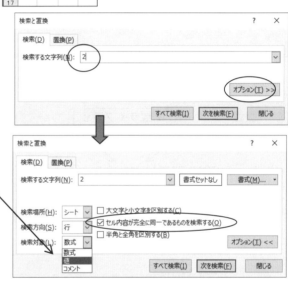

② **次を検索** をクリック → **次を検索** …… で順に検索できる。

### （2）置換

（例）上記のデータで、「2」を「0」に変更する。

① **ホーム** タブ →（**編集** グループ）
　　**検索と選択▼** → **置換** 。
　　**検索と置換** 画面が表示される。ここで
　　検索、置換それぞれの内容を指定する。

② **すべて置換** をクリック。

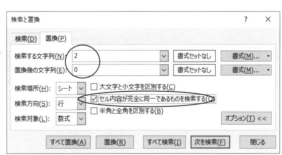

③ **OK** をクリック。

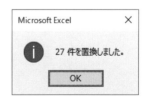

文字で入力したデータを数字に
置き換えるときなど便利である。

第4章　Excel　151

## 4.19　関数を利用した集計（「4.11 関数の入力」参照）

課題4－3　で
「薄着～睡眠」項目で、1（Yes）と答えた人数と2（No）と答えた人数を計算しよう。

| 薄着 | 運動 | 食事 | 睡眠 |
|---|---|---|---|
| 1 | 1 | 1 | 2 |
| 2 | 2 | 2 | 1 |
| 2 | 1 | 2 | 1 |
| 1 | 1 | 1 | 2 |
| 1 | 2 | 1 | 2 |
| 2 | 1 | 2 | 2 |
| 2 | 1 | 2 | 1 |
| 2 | 1 | 1 | 1 |
| 2 | 1 | 1 | 1 |
| 2 | 1 | 2 | 1 |
| 2 | 1 | 1 | 2 |
| 2 | 2 | 1 | 2 |
| 2 | 1 | 1 | 2 |
| 1 | 1 | 1 | 2 |
| 1 | 1 | 1 | 2 |

| 5 | 12 | 10 | 6 | Yesと答えた人数 |
| 10 | 3 | 5 | 9 | Noと答えた人数 |

① 結果を表示したいセル J18 をクリック。

② 数式 タブ →（関数ライブラリ グループ）その他の関数▼ → 統計 → COUNTIF 。

範囲　　　　　　検索条件
=COUNTIF(J2:J16,1)　　　：1　と答えた人数

③ 結果を表示したいセル J19 をクリック。

④ 数式 タブ →（関数ライブラリ グループ）その他の関数▼ → 統計 → COUNTIF 。

=COUNTIF(J2:J16,2)　　　：2　と答えた人数

| ▲ | H | I | J | K | L | M | N | O |
|---|---|---|---|---|---|---|---|---|
| 1 | 睡眠時間 | 運動頻度 | 薄着 | 運動 | 食事 | 睡眠 | | |
| 2 | 8.5 | 3 | 1 | 1 | 1 | 2 | | |
| 3 | 9 | 2 | 2 | 2 | 2 | 1 | | |
| 4 | 5 | 1 | 2 | 1 | 2 | 1 | | |
| 5 | 6 | 1 | 1 | 1 | 1 | 2 | | |
| 6 | 6 | 4 | 1 | 2 | 1 | 2 | | |
| 7 | 7.5 | 3 | 2 | 1 | 2 | 2 | | |
| 8 | 8.5 | 1 | 2 | 1 | 2 | 1 | | |
| 9 | 5.5 | 2 | 2 | 1 | 1 | 1 | | |
| 10 | 4 | 4 | 2 | 1 | 1 | 1 | | |
| 11 | 8.5 | 2 | 2 | 1 | 2 | 1 | | |
| 12 | 8.5 | 4 | 2 | 2 | 1 | 2 | | |
| 13 | 8 | 4 | 2 | 2 | 1 | 2 | | |
| 14 | 8 | 3 | 2 | 1 | 1 | 2 | | |
| 15 | 5 | 4 | 1 | 1 | 1 | 2 | | |
| 16 | 7.5 | 4 | 1 | 1 | 1 | 2 | | |
| 17 | | | | | | | | |
| 18 | | | 5 | | | | Yesと答えた人数 | |
| 19 | | | 10 | | | | Noと答えた人数 | |

⑤ J18、J19 を、K18 ～ M19 に複写する。

M18　=COUNTIF(M2:M16,1)

| ▲ | H | I | J | K | L | M | N | O |
|---|---|---|---|---|---|---|---|---|
| 1 | 睡眠時間 | 運動頻度 | 薄着 | 運動 | 食事 | 睡眠 | | |
| 2 | 8.5 | 3 | 1 | 1 | 1 | 2 | | |
| 3 | 9 | 2 | 2 | 2 | 2 | 1 | | |
| 4 | 5 | 1 | 2 | 1 | 2 | 1 | | |
| 5 | 6 | 1 | 1 | 1 | 1 | 2 | | |
| 6 | 6 | 4 | 1 | 2 | 1 | 2 | | |
| 7 | 7.5 | 3 | 2 | 1 | 2 | 2 | | |
| 8 | 8.5 | 1 | 2 | 1 | 2 | 1 | | |
| 9 | 5.5 | 2 | 2 | 1 | 1 | 1 | | |
| 10 | 4 | 4 | 2 | 1 | 1 | 1 | | |
| 11 | 8.5 | 2 | 2 | 1 | 2 | 1 | | |
| 12 | 8.5 | 4 | 2 | 2 | 1 | 2 | | |
| 13 | 8 | 4 | 2 | 2 | 1 | 2 | | |
| 14 | 8 | 3 | 2 | 1 | 1 | 2 | | |
| 15 | 5 | 4 | 1 | 1 | 1 | 2 | | |
| 16 | 7.5 | 4 | 1 | 1 | 1 | 2 | | |
| 17 | | | | | | | | |
| 18 | | | 5 | 12 | 10 | 6 | Yesと答えた人数 | |
| 19 | | | 10 | 3 | 5 | 9 | Noと答えた人数 | |
| 20 | | | | | | | | |

COUNTIF については
p.127「代表的な関数」参照

「4.12（4）セル内の式や関数の複写」参照

152

## 4.20 抽出

> 課題4－3 で
> 一定の条件を満たすデータを抽出しよう。
> それを、別のシートに、見出しを含めて複写しよう。（値のみ貼り付け）

必要なデータだけを抽出することができる。

### （１）抽出

（例）年齢40歳以上＆60歳以下のデータを抽出してみる。

① 抽出したい範囲を選択しておく。または、データ群の中をクリックしておく。
　　データには、見出しをつけること。
　　範囲選択の場合は、**見出しを含めておくこと**。

② **データ** タブ → （**並べ替えとフィルター** グループ） **フィルター** 。

③ 見出し部分に小さな ▼ がつく。
　「年齢」の ▼ をクリックし、**数値フィルター** → **指定の範囲内** をクリック。

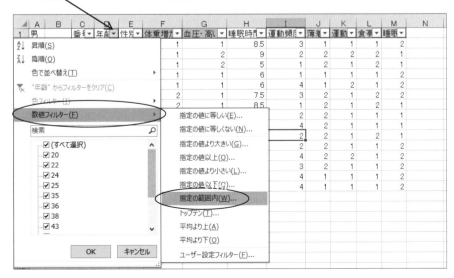

第4章 Excel 153

④ オートフィルターオプション 画面が出るので抽出条件を指定する。
AND や OR で2つまで指定できる。

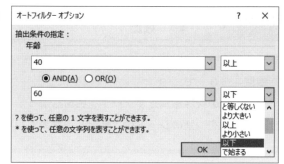

OK をクリックする。

⑤ 抽出結果（40～60までのデータ）が表示される。

| | A | B | C | D | E | F | G | H | I | J | K | L | M | N |
|---|---|---|---|---|---|---|---|---|---|---|---|---|---|---|
| 1 | 男 | | 番号 | 年齢 | 性別 | 体重増加 | 血圧・高い | 睡眠時間 | 運動頻度 | 薄着 | 運動 | 食事 | 睡眠 | |
| 5 | | | 4 | 45 | 男 | 1 | 1 | 6 | 1 | 1 | 1 | 1 | 2 | |
| 6 | | | 5 | 43 | 男 | 1 | 1 | 6 | 4 | 1 | 2 | 1 | 2 | |
| 7 | | | 6 | 60 | 女 | 2 | 1 | 7.5 | 3 | 2 | 1 | 2 | 2 | |
| 8 | | | 7 | 55 | 女 | 2 | 1 | 8.5 | 1 | 2 | 1 | 2 | 1 | |
| 11 | | | 10 | 55 | 男 | 1 | 2 | 8.5 | 2 | 2 | 1 | 2 | 1 | |
| 17 | | | | | | | | | | | | | | |

⑥ ▼ をクリックして
・・からフィルターをクリア をクリックすると、元の全データが表示される。

● キーとなる項目の ▼ をクリックして
数値フィルター → トップテン を選択すると、上位の n 項目のみの抽出ができる。
データの □ に ✔ を入れると、そのデータに一致するものの抽出ができる。

● キーとなる項目の ▼ をクリックして
昇順 をクリックすると、そのキーとなる項目を基準として、データを**小さい**順に並べ替える。
降順 をクリックすると、そのキーとなる項目を基準として、データを**大きい**順に並べ替える。
セルに色が付いている場合、「色で並べ替え」をクリックすると、色順に並べ替える。

## （2）抽出データの保存（抽出データをほかで利用する場合）

抽出したデータを、見出しを含めて他のシートに複写しておく。（※ 値のみ貼り付け）
(参考)「4.12 セルの複写・移動　(5) 形式を選択して貼り付け」

> ・抽出しただけで合計などの関数計算をすると、計算する範囲の指定を間違うことがあるので注意。
> ・横の列に貼り付けないこと。オートフィルタの解除をするとデータが変わる場合がある。
> 　下の行、または他のシートに複写する。

## （3）オートフィルターの解除

再度、 データ タブ →（ 並べ替えとフィルター グループ） フィルター クリック
で解除される。

## 4.21 並べ替え（ソート）

> 課題4－3 で
> 　睡眠時間の少ない順（同じ睡眠時間の場合は、番号順）に並べ替える。

条件によってデータを並べ替えることができる。

（例）「睡眠時間の少ない順」に並べ替える。

① 範囲選択をしておく。または、データ群の中をクリックしておく。
　　データには、見出しをつけること。
　　範囲選択の場合は、**見出しを含めて**おくこと。

② **データ** タブ →（**並べ替えとフィルター** グループ）**並べ替え** クリック。
　並べ替えのキーや並べ替え順を指定する。

**最優先されるキー** は睡眠時間である。
睡眠時間の**少ない人から**並べ替えするので、**順序** は小さい順を選択

同じ睡眠時間がある場合、さらにその中を、番号順に並べる

選択した範囲の先頭行にタイトル行があるかないか

並べ替えするキーが複数あるとき **レベルの追加** をクリック

漢字の並べ替えのとき振り仮名にするかどうか

③ **OK** をクリックするとソートされる。
　並べ替えは行単位で行われる。

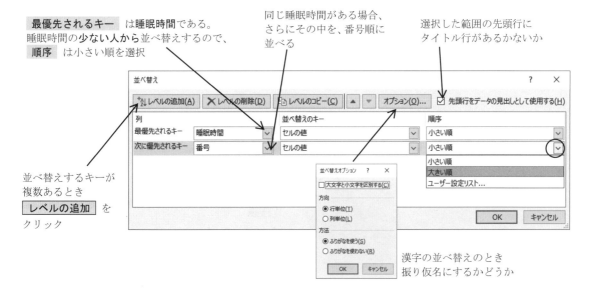

## 4.22　重複データの削除、データの統合

（１）重複した複数行のデータを削除しダブリをなくす（ユニークにする）。

（例）交通機関のダブリをなくす。

① 　範囲選択をしておく。または、データ群の中をクリックしておく。

② 　データ　タブ → （ データツール　グループ）　重複の削除　をクリック。

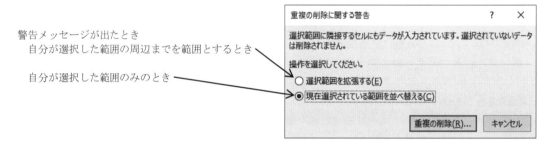

警告メッセージが出たとき
　　自分が選択した範囲の周辺までを範囲とするとき
　　自分が選択した範囲のみのとき

③ 　重複の削除　をクリック。

（④　複数の列を範囲にしたとき、
　　　重複を取りたいデータの見出しに　✔　。）

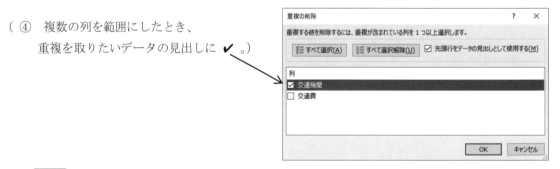

⑤ 　OK　をクリック。

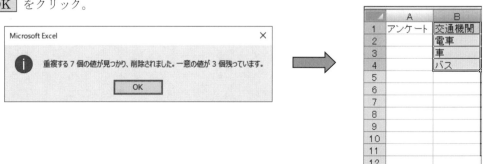

## （2）重複した複数行のデータを削除し、さらに金額などを集計する

（例）交通費を交通機関ごとに合計する。

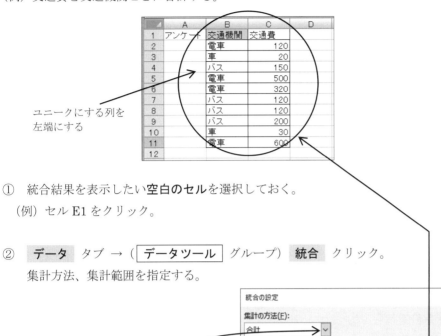

ユニークにする列を左端にする

① 統合結果を表示したい**空白のセル**を選択しておく。
　（例）セル E1 をクリック。

② **データ** タブ →（ **データツール** グループ） **統合** クリック。
　集計方法、集計範囲を指定する。

③ **OK** をクリック。

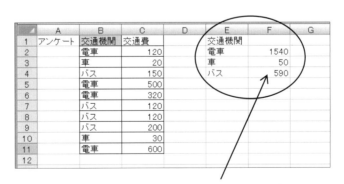

交通費は交通機関ごとに集計される

第4章　Excel　157

## 4.23　ピボットテーブル

課題4-3で
「運動」項目で、1:しない、2:週一回、3:週2・3回、4:毎日　と答えた人数を集計しよう。
また
「運動頻度」と「体重増加」について、各人数をクロス集計しよう。

### （1）ピボットテーブルを利用した単純集計

1つの質問の集計を単純集計という。

（例）体重増加で、「1：Yes」と答えた人数
　　　　　　　　　「2：No」と答えた人数

① 集計したい範囲を選択しておく。
　　データには、見出しをつけること。
　　**範囲は、見出しを含めておくこと。**

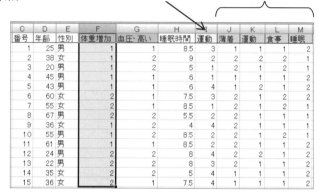

② 挿入 タブ →（ テーブル グループ）
　　ピボットテーブル をクリックすると、
　　ピボットテーブルの作成 画面がでる。

集計範囲が違う場合、
設定し直す

新規のワークシートに
結果を出す場合

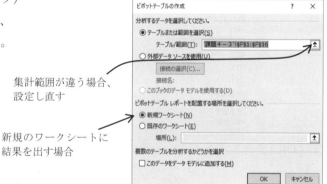

③ OK ボタン → 画面右に作業ウィンドウが現れる。
　　作業ウィンドウの説明をする。

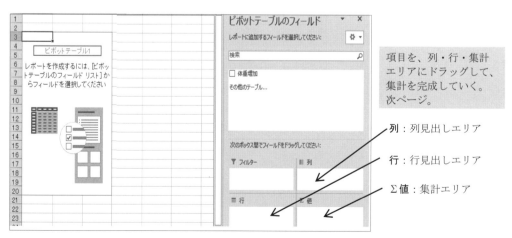

項目を、列・行・集計
エリアにドラッグして、
集計を完成していく。
次ページ。

列：列見出しエリア

行：行見出しエリア

Σ値：集計エリア

158

④ 作業ウィンドウの「体重増加」を列エリアにドラッグ。
　作業ウィンドウの「体重増加」をΣ値（集計エリア）にドラッグ。「1:Yes」「2:No」ごとの合計が出る。

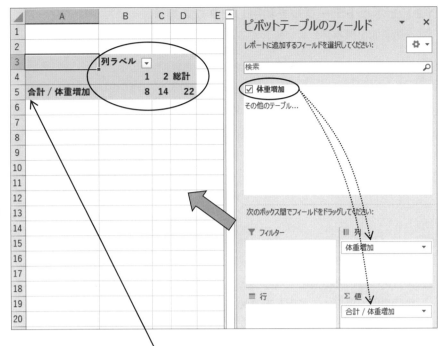

⑤ 知りたいのはデータの個数（人数）なので、合計を個数に変更する。
　作業ウィンドウの 合計 / 体重増加▼ → 値フィールドの設定 クリック → 個数 を選択して OK 。

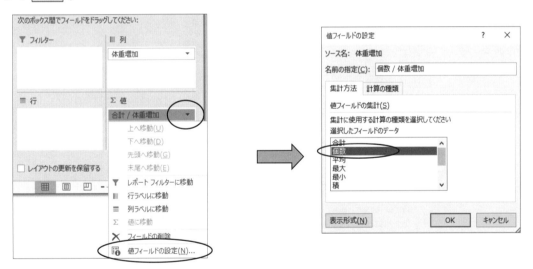

⑥ データ個数の集計ができる。

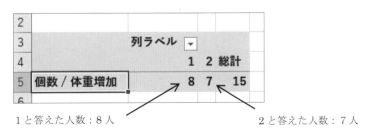

1と答えた人数：8人　　　　　　2と答えた人数：7人

第4章　Excel　159

## （2）ピボットテーブルを利用したクロス集計

2つの質問を組み合わせて集計することをクロス集計という。

（例）運動頻度と体重増加について、各人数の集計

    運動しなくて体重増加の人は2人。

    週一回運動で体重増加の人は3人。

    …

縦・横の合計、総計も求める。

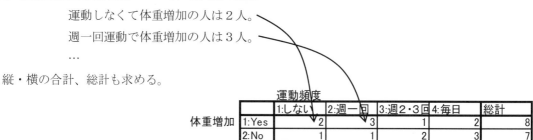

① 抽出したい範囲を選択しておく。または、データ群の中をクリックしておく。

  データには、見出しをつけること。

  範囲選択の場合は、**見出しを含めておくこと。**

| C | D | E | F | G | H | I | J | K | L | M | N |
|---|---|---|---|---|---|---|---|---|---|---|---|
| 番号 | 年齢 | 性別 | 体重増加 | 血圧・高い | 睡眠時間 | 運動頻度 | 薄着 | 運動 | 食事 | 睡眠 | |
| 1 | 25 | 男 | 1 | 1 | 8.5 | 3 | 1 | 1 | 1 | 2 | |
| 2 | 38 | 女 | 1 | 2 | 9 | 2 | 2 | 2 | 2 | 1 | |
| 3 | 20 | 男 | 1 | 2 | 5 | 1 | 2 | 1 | 2 | 1 | |
| 4 | 45 | 男 | 1 | 1 | 6 | 1 | 1 | 1 | 1 | 2 | |
| 5 | 43 | 男 | 1 | 1 | 6 | 4 | 1 | 2 | 1 | 2 | |
| 6 | 60 | 女 | 2 | 1 | 7.5 | 3 | 2 | 1 | 2 | 1 | |
| 7 | 55 | 女 | 2 | 1 | 8.5 | 1 | 2 | 1 | 1 | 2 | |
| 8 | 67 | 男 | 2 | 2 | 5.5 | 2 | 2 | 1 | 1 | 1 | |
| 9 | 36 | 女 | 1 | 2 | 4 | 4 | 2 | 1 | 1 | 1 | |
| 10 | 55 | 男 | 1 | 2 | 8.5 | 2 | 2 | 1 | 2 | 1 | |
| 11 | 61 | 男 | 1 | 1 | 8.5 | 2 | 2 | 1 | 1 | 2 | |
| 12 | 24 | 男 | 2 | 2 | 8 | 4 | 2 | 2 | 1 | 1 | |
| 13 | 22 | 男 | 2 | 2 | 8 | 3 | 2 | 1 | 1 | 2 | |
| 14 | 35 | 女 | 2 | 2 | 5 | 4 | 1 | 1 | 1 | 2 | |
| 15 | 36 | 女 | 2 | 1 | 7.5 | 4 | 1 | 1 | 1 | 2 | |

② **挿入** タブ →（ **テーブル** グループ） **ピボットテーブル** をクリックすると、 **ピボットテーブルの作成** 画面が出る。

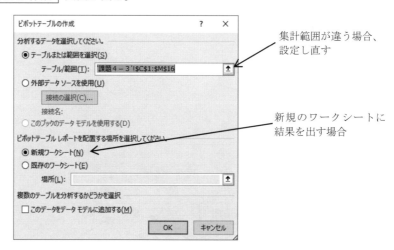

③ **OK** ボタンを押す。

④ 作業ウィンドウの「体重増加」を**行**エリアにドラッグ。
作業ウィンドウの「運動頻度」を**列**エリアにドラッグ。
作業ウィンドウの「運動頻度」または「体重増加」を **Σ値**にドラッグ。
（「運動頻度」または「体重増加」はどちらでもよい。）

⑤ 合計をデータの個数に変更する。
作業ウィンドウの 合計 / 体重増加▼ → 値フィールドの設定 クリック → 個数 を選択して OK 。

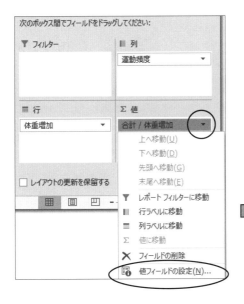

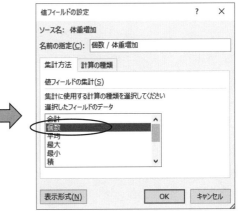

⑥ クロス集計ができる。

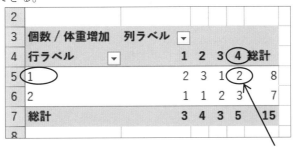

毎日運動（4）で体重増加（1）の人は2人

第4章　Excel　161

## （3）ピボットテーブル作成後に項目の変更をするには

作業ウィンドウを利用する。
（作業ウィンドウが出ていないときは、作成したクロス集計結果の**セル**をクリックすると現れる。）

（例1）性別、運動頻度別のクロス集計（前項で作成後）

① 作業ウィンドウの「性別」を行エリアにドラッグ。
② 作業ウィンドウの 行エリアの 体重増加▼
　→ フィールドの削除 クリック。

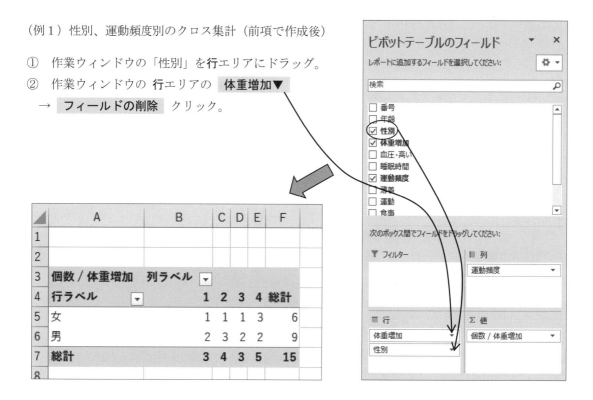

（例2）行見出し、列見出しを逆にする

① 作業ウィンドウの 列エリアの 運動頻度▼ を行エリアにドラッグ。
② 行エリアの 性別▼ を列エリアにドラッグ。

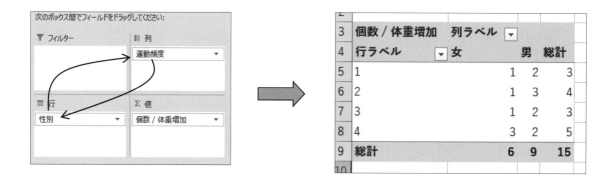

## 4.24 集計

データの小計と総計が自動的に計算できる。

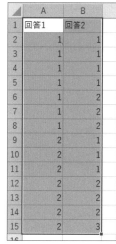

### (1) 集計

① データはソート済みであること。
② 集計したい範囲を選択しておく。
このとき、**範囲は見出しを含めておくこと**。

③ **データ** タブ → ( **アウトライン** グループ) **小計** をクリック。
**集計の設定** 画面で集計の方法を設定する。

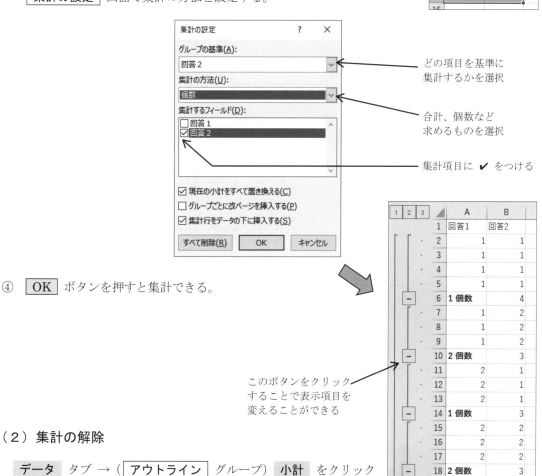

④ **OK** ボタンを押すと集計できる。

### (2) 集計の解除

**データ** タブ → ( **アウトライン** グループ) **小計** をクリックして **集計の設定** 画面をもう一度出し、左下の **すべて削除** をクリック。

第4章 Excel 163

## 4.25 クイック分析

　数値を含んだ表を選択すると、右下にクイック分析のボタンが現れる。その中の各ボタンをクリックすると、選択範囲に対して行える処理が一覧表示される。

### （1）書式

　選択範囲に簡易書式を当てはめられる。例として データバー をクリックすると以下のようになる。

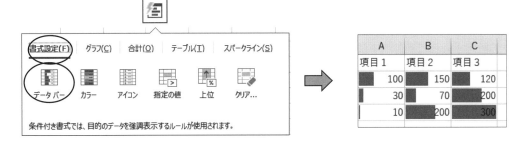

### （2）グラフ

　選択範囲のデータに応じて適するグラフを当てはめられる。例として 集合縦棒 をクリックすると以下のようになる（「4.14 グラフ」を参照）。

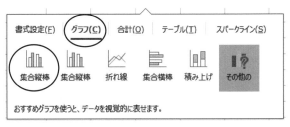

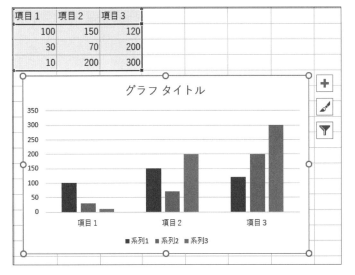

## （3）合計

選択範囲のデータに対して、表の末尾に合計や平均などの集計行を表示することができる。
例として 合計 をクリックすると以下のようになる（「4.11 関数の入力」を参照）。

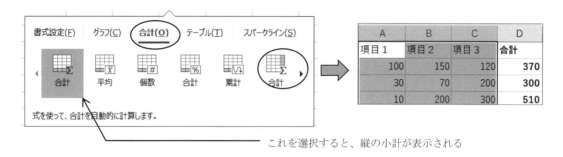

これを選択すると、縦の小計が表示される

## （4）テーブル

選択範囲のデータに対して、並べ替え、抽出、ピボットテーブルを利用した集計ができる。
例として テーブル をクリックすると抽出処理ができるようになる（「4.20 抽出」を参照）。

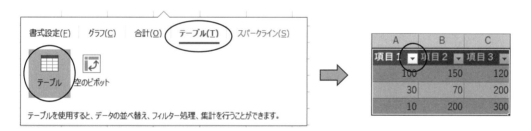

## （5）スパークライン

選択範囲のデータに対して、セル内に簡易グラフを表示できる。
例として 折れ線 をクリックする（「4.14 グラフ（6）スパークライン」を参照）。

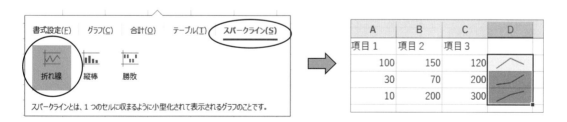

## 4.26　第4章のまとめ（練習問題）

第4章で得た知識をもとに、表とグラフを作る。

### 練習　地域住民の検診データ

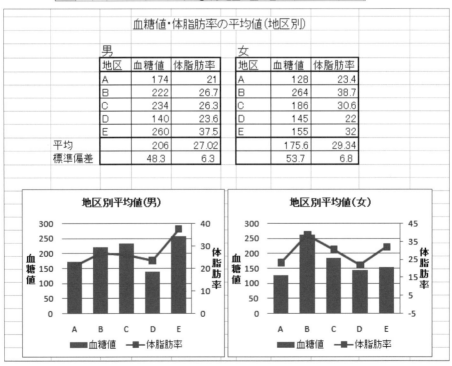

# 第5章 統計

　統計学的手法には、記述統計と推測統計がある。
　**記述統計**とは、実際に手元にあるデータ（生データ）をわかりやすくまとめること、データのもつ情報を要約することである。具体的には平均値・分散・標準偏差などを算出したり、分布を描いたりする作業となる。これは、実際に手元にあるデータをまとめていくので非常に具体的で現実的である。
　一方、**推測統計**とは、手元にあるデータの特徴（記述統計の結果）をもとに、その背後にあるより大きな集団に対して一般化・普遍化した結論を導き出そうとする方法である。この場合、手元にあるデータを標本集団といい、その結果をもとに一般化したい集団を母集団という。いいかえれば手元にあるデータは、大きな母集団から無作為に抽出された一部の標本集団、と言い換えることができる。

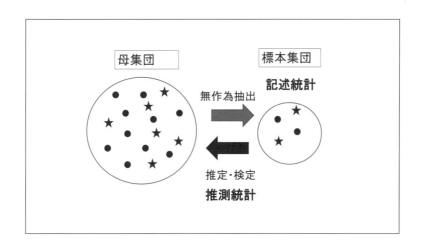

　最初に記述統計をしっかり押さえておくことは、推測統計において、検定や推定を行う際の基礎となる。
　記述統計の説明は 5.1 節～5.4 節で、推測統計の説明は 5.5 節～5.13 節で行う。

　統計手法は医療分野でも論文やレポートを書く場合に必要とされ、コンピュータの普及によりだれでも容易に利用できるようになってきた。
　この章では、Excel の「分析ツール」を利用して、統計手法の基本を習得しよう。

## 課題 5-1　　「身長」や「血液型」のデータ

「身長」や「血液型」のデータを解析しよう。

| No. | 身長 | 体重 | BMI | 血液型 | 血液型数字 |
|-----|------|------|------|--------|------------|
| 1 | 1.68 | 62 | 22.0 | A | 1 |
| 2 | 1.78 | 58 | 18.3 | O | 4 |
| 3 | 1.66 | 58 | 21.0 | A | 1 |
| 4 | 1.67 | 53 | 19.0 | A | 1 |
| 5 | 1.70 | 60 | 20.8 | B | 3 |
| 6 | 1.76 | 61 | 19.7 | O | 4 |
| 7 | 1.62 | 50 | 19.1 | A | 1 |
| 8 | 1.66 | 58 | 21.0 | O | 4 |
| 9 | 1.69 | 62 | 21.7 | B | 3 |
| 10 | 1.75 | 70 | 22.9 | AB | 2 |
| 11 | 1.76 | 68 | 22.0 | B | 3 |
| 12 | 1.75 | 63 | 20.6 | AB | 2 |
| 13 | 1.76 | 59 | 19.0 | O | 4 |
| 14 | 1.68 | 65 | 23.0 | O | 4 |
| 15 | 1.75 | 87 | 28.4 | B | 3 |
| 16 | 1.90 | 75 | 20.8 | A | 1 |
| 17 | 1.65 | 62 | 22.8 | O | 4 |
| 18 | 1.80 | 67 | 20.7 | A | 1 |
| 19 | 1.70 | 61 | 21.1 | O | 4 |
| 20 | 1.72 | 76 | 25.7 | O | 4 |

BMI：肥満指数　　（＝体重／身長$^2$）

## 5.1 データの分類

課題5-1で

各データの性質に着目して、データを分類しよう。

課題5-1のようなデータを人数集計する場合、「身長」「体重」「BMI」と「血液型」とでは集計の形が違う。具体例は次のようになる。

身長の度数分布表

| データ区間 | 人数 |
|---|---|
| X≦1.65 | 2 |
| 1.65＜X≦1.70 | 8 |
| 1.70＜X≦1.75 | 4 |
| 1.75＜X≦1.80 | 5 |
| 1.80＜X≦1.85 | 0 |
| 1.85＜X | 1 |

血液型の度数分布表

| 血液型 | 人数 |
|---|---|
| A | 6 |
| AB | 2 |
| B | 4 |
| O | 8 |

また、「身長」「体重」「BMI」では平均値は意味があるが、「血液型」の平均値は意味を持たない。このように、データの性質によって統計処理の方法が違う。

そこで、データの性質を分類する必要がある。

● **質的データ**：性質で表すデータ。以下の2種類に分けられる。

　　**名義データ**：区分のみのデータ。　　　　　　（例）血液型、病棟名

　　**順序データ**：順序としての意味のあるデータ。
　　　　　　　　　間隔は一定ではない。　　　　　（例）尿の判定　　−、±、+、++
　　　　　　　　　　　　　　　　　　　　　　　　　　　食事調査　　満足・普通・不満

```
満足          普通    不満
 1            2       3
```

● **量的データ**：数量で表すデータ。連続データに分類される。

　　**連続データ**：順序性・等間隔性も保障される。
　　　　　　　　　四則演算可能である。　　　　　（例）身長、体重、BMI、血圧

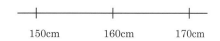

| 質的 | 名義データ |
|---|---|
|  | 順序データ |
| 量的 | 連続データ |

データの集計やグラフの作成、基本統計量の計算は、このデータ分類に従って行う。

## 5.2　度数分布表とヒストグラム

課題5－1　で

「血液型」の度数分布表と棒グラフを作ろう。
「身長」の度数分布表とヒストグラムを作ろう。

データ全体の傾向を知る、また、分布の形を知るために、度数分布表とグラフを作成する。極端に大きい値などもわかる。

（1）　**名義・順序データ**の場合、度数分布表と離散型棒グラフ・円グラフを作成する。

ある集団の血液型を調査したとき、血液型の項目（A、B、AB、O）を**カテゴリー**または**水準**と呼び、各カテゴリーのデータ数を**度数**という。これを表に表したものが**度数分布表**である。また、度数を示す棒グラフ（離散型）、割合を示す円グラフを作成する。

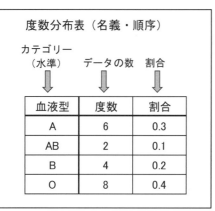

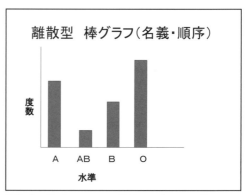

離散型の棒グラフでは、横軸の順序を入れ替えてもよい。

### 割合を表すグラフ

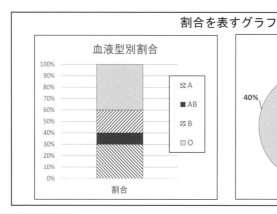

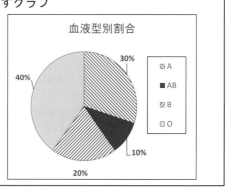

### ● Excel での処理

**名義・順序データ**の度数分布表・グラフを作るには

①　ピボットテーブルの単純集計を利用する。　☞p.158
②　集計結果を元に、グラフを作成。　☞p.132

（2）**連続データ**の場合、度数分布表とヒストグラムを作成する。

　ある集団を、一定の区間に区切りその区間内のデータ数を計算する。これを表に表したものが連続データの場合の度数分布表である。また、度数を示すヒストグラム（連続型）を作成する。

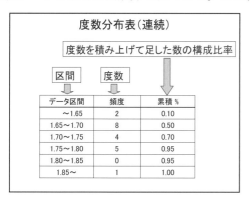

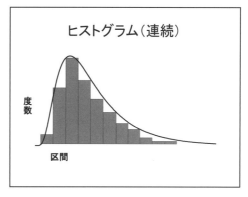

ヒストグラムでは、横軸（身長）の順序を入れ替えることはできない。また、棒グラフのように棒の間隔があいてはいけない。

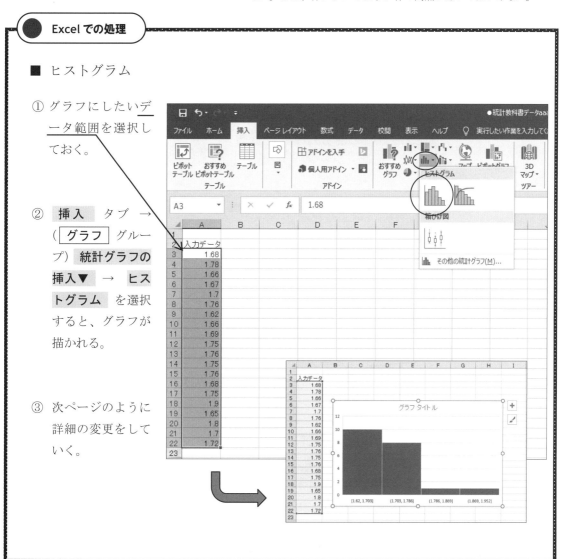

### Excel での処理

■ ヒストグラム

① グラフにしたいデータ範囲を選択しておく。

② 挿入 タブ → （ グラフ グループ） 統計グラフの挿入▼ → ヒストグラム を選択すると、グラフが描かれる。

③ 次ページのように詳細の変更をしていく。

第5章　統　計　171

● ヒストグラムの横軸の数、幅（ビン）、を手動で設定する

グラフ内の[横軸]をクリック → 書式 タブ →
( 現在の選択範囲 グループ) 選択対象の書式設定 クリック

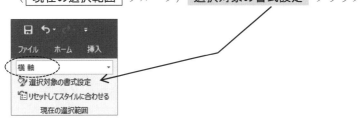

→ 作業ウィンドウの 軸のオプション▼ → 軸のオプション → ビンの幅 や ビンの数 を入力する。

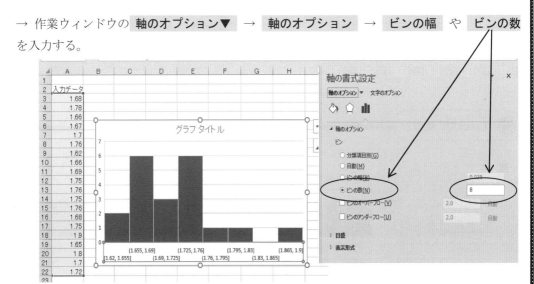

※ 全体の傾向や外れ値がないか（データとして妥当か）を検討する。

●度数をグラフ内に表示してみる

グラフのデザイン タブ →
( グラフのレイアウト グループ) クイックレイアウト▼ → レイアウト2

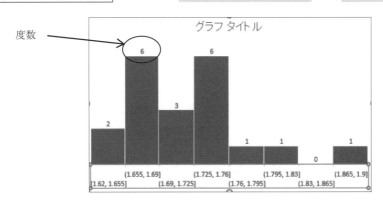

## 5.3 基本統計量

> 課題5－1で
> 「身長」の基本統計量を計算しよう。

データがあったら、まず基本統計量を計算して数的に把握する。データの種類によって、計算可能なものが違う。

**名義データ**：度数、比率（割合）、最頻値　を求める。
**順序データ**：度数、比率（割合）、最頻値、中央値、範囲　を求める。
**連続データ**：平均値、中央値、最頻値、歪度、尖度
　　　　　　　範囲、分位点、分散、標準偏差、変動係数、標準誤差　を求める。

### （1）分布の位置を見る
平均値・中央値・最頻値　がある。

● **平均値（Mean）**

データの値をすべて加算してそのデータ数で割ったものが平均値であり、詳しくは算術平均、あるいは相加平均という。平均値は一般に $\bar{x}$ （エックスバー）という記号で表す。

平均値の特徴として、データの中に極端に大きい、あるいは小さい値がある場合はその値に大きく影響される。

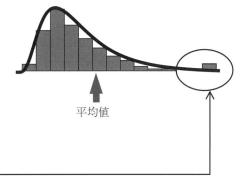

● **中央値（メディアン：Median）**

中央値は、データを小さい順あるいは大きい順に並べ替えたときに、真ん中にくる値である。例として毎月の小遣いが1万・3万・5万・6万・8万円のデータでは真ん中は3番目なので、中央値は5万円になる。

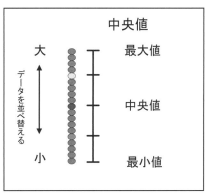

第5章　統計

- 最頻値（モード：Mode）

最も度数（人数など）の多い値または階級をいう。最頻値は横軸の値である。

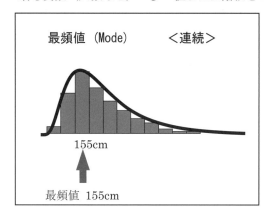

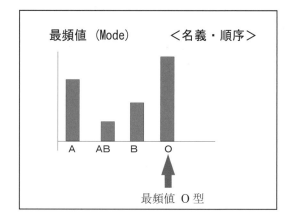

## （2）分布の形を見る

尖度・歪度 がある。

- 歪度（わいど：Skewness）

分布の対称性を表す指標を歪度という。

歪度＝0 のときは、正規分布（左右対称のヒストグラム、後述）を示す。

歪度＞0 のときは、右に裾が長く（分布の中心が左に偏っている）分布を示し、歪度＜0 のときは左に裾が長い（分布の中心が右に偏っている）分布を示す。

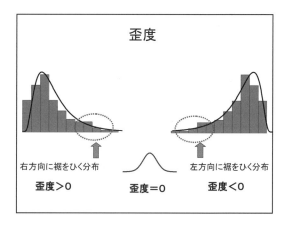

- 尖度（せんど：Kurtosis）

分布のとがり具合を表す指標を尖度という。

尖度＝0 のときは正規分布を示す。

尖度＞0 であれば正規分布より尖った分布を表し、尖度＜0 であれば正規分布より丸くなだらかな分布を表す。

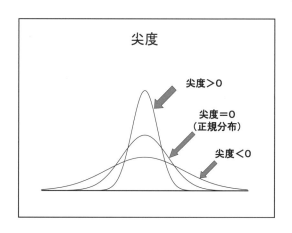

## （3）散布度（ばらつき）を見る

範囲・分位点・分散・標準偏差・変動係数・標準誤差がある。

● 範囲（レンジ：Range）

データを大きさの順に並べたとき、最大値と最小値の差を範囲という。データはこの範囲の中にすべて入ることになる。

範囲 ＝ 最大値 － 最小値

● 分位点（パーセンタイル）

データを大きさの順に並べたとき、小さい方から4分の1（25％）にあたる値を第1四分位数、小さい方から4分の3（75％）にあたる値を第3四分位数という。この第3四分位数と第1四分位数の差を四分位範囲といい、この間には全データの半分が含まれる。

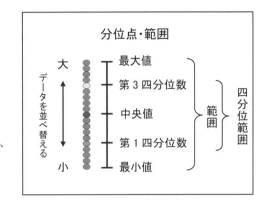

● 箱ひげ図

四分位範囲を箱で、中央値をその箱内に横棒で示す。また、4分位範囲の1.5倍内にあるデータの最大値と最小値の位置まで縦棒で示す。

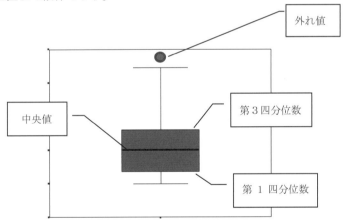

- **分散**（Variance：V）

最も一般的な散布度（ばらつき）の指標は、分散と標準偏差である。

散布度（ばらつき）を、説明していく。
（例）3グループの各5人の評価がある。
  Aグループ： 5　5　5　5　5
  Bグループ： 3　4　5　6　7
  Cグループ： 1　3　5　7　9

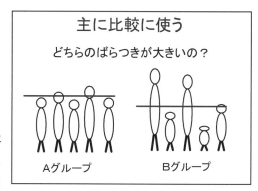

この3つのグループの違いは何かを考えてみよう。平均値、中央値はすべて同じ（5）である。しかしばらつきが違いそうである。では、ばらつきを計算してみよう。

ばらつきは、偏差（個々のデータと平均値との差）の平均ともいえる。計算の手順を示す。

① 偏差（個々のデータと平均値との差）を、$n$人分計算する。

$$x_1 - \bar{x} 、 x_2 - \bar{x} 、 \cdots 、 x_i - \bar{x} 、 \cdots$$

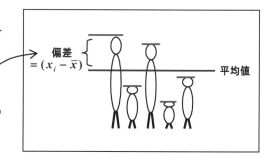

② 偏差の合計をとりたいが、そのままでは＋－があるので符号を取るために偏差を平方（2乗）する。

$$(x_1 - \bar{x})^2 、 (x_2 - \bar{x})^2 、 \cdots 、 (x_i - \bar{x})^2 、 \cdots$$

③ 偏差平方の和を人数$n$で割り、平均を計算する。これが分散である。

$$\text{分散 } V = \frac{\sum \text{偏差}^2}{n} = \frac{\sum (x_i - \bar{x})^2}{n}$$

- **標準偏差**（Standard Deviation：S.D. または SD）

分散は2乗することによって単位も2乗されるので、平均値と同じ解釈にはならない。身長の例では、平均値はcm、またはmである。しかし、分散の単位はcm²、またはm²になってしまう。そこで平均値や中央値、最頻値と単位を揃えるために、分散の平方根（√）を計算することで、単位をcm、またはmにすることができる。これが標準偏差である。標準偏差は一般にσ（シグマ）という記号で表す。

$$\text{標準偏差 } \sigma = \sqrt{\frac{\sum \text{偏差}^2}{n}} = \sqrt{\frac{\sum (x_i - \bar{x})^2}{n}}$$

標準偏差は、単位がデータと同じ。

（例）前述の3グループについて
  Aグループ： 5　5　5　5　5　→　平均＝5　標準偏差＝0
  Bグループ： 3　4　5　6　7　→　平均＝5　標準偏差＝1.4‥
  Cグループ： 1　3　5　7　9　→　平均＝5　標準偏差＝2.8‥

ばらつきはCグループが一番あるといえる。

- **変動係数**（Coefficient of Variance：C.V.または CV）

データのばらつきを示す指標に、さらにもう一つ変動係数がある。これはデータの単位に影響を受けないばらつきを示す。標準偏差を平均値で割って求めるが、通常100倍して％で表す。

$$変動係数 = \frac{標準偏差}{平均値} \times 100 \ (\%)$$

変動係数は2つの利点がある。

　　a．2つの集団について、単位は同じであるが、平均値が極めて違うデータを比較するときに用いられる。
　　　　（例）成人女子の体重と10歳の女子の体重など
　　b．性質の異なる2種類のデータについて、そのばらつきを比較するときに用いられる。
　　　　（例）身長と体重など

- **平均の散布度、標準誤差**（Standard Error：S.E.または SE）

言葉が似ているために、標準偏差と誤って用いられるものに標準誤差がある。標準偏差はデータのばらつきを示すのに対し、標準誤差は平均値のばらつきの程度を示す指標である。

$$標準誤差 = \frac{標準偏差}{\sqrt{n}}$$

いま、ある平均値を出したと同じような条件で、何回も同じような実験を行うと、いくつかの平均値が出る。それらの平均値のばらつきの程度を示すものである。

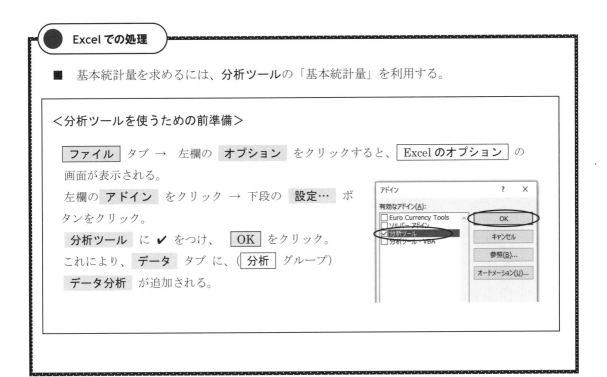

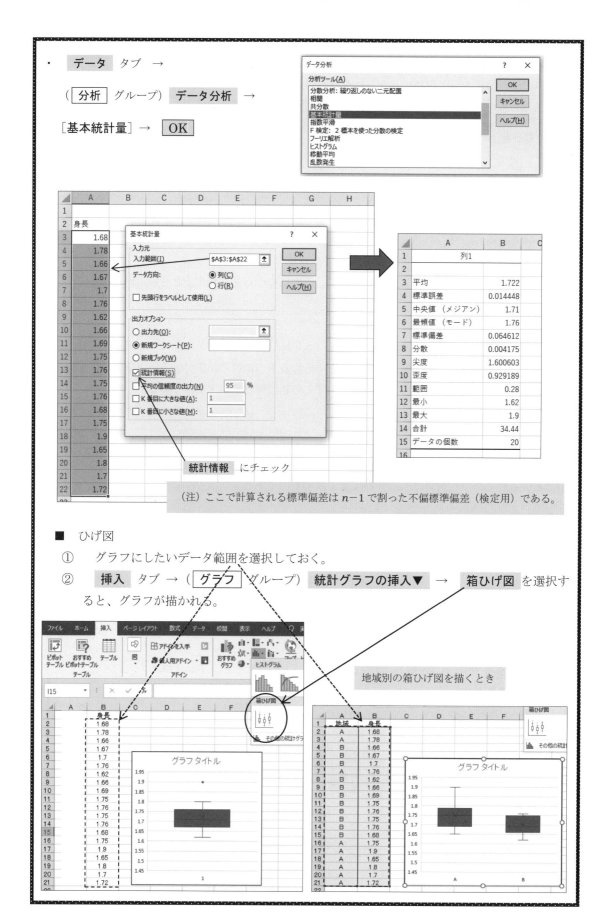

## 5.4 正規分布

> ヒストグラムから、データが正規分布に従うかを検討しよう。

　正規分布は統計学において最も重要な分布である。正規分布とは、平均値の付近に集まるようなデータの分布を表した確率分布である。
　中心極限定理により、データ数が大きい分布の確率変数は正規分布に従うという大事な性質がある。中心極限定理とは、どんな確率分布でも、同じ物をたくさん集めて平均をとると正規分布になるということである。正確には「互いに独立で同一の確率分布に従うような確率変数の標本平均の分布は、正規分布に収束する」というものである。この定理により、データ数が大きい分布を正規分布とみなすことができる。

　左右対称なヒストグラムを正規分布という。
　連続データのとき、分布が正規分布となるかどうかが重要である。

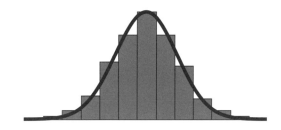

　人間に関する多くの情報は正規分布に従うことがわかっている。
　　　身長・pH・総蛋白・尿酸・血中のナトリウム・血中のリン　など

　　　（変換が必要なものもある）中性脂肪・コレステロール　など


### （1）正規分布の特徴1
　　平均値・中央値・最頻値が一致する。

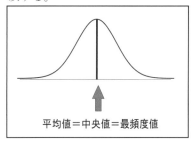
平均値＝中央値＝最頻度値

## （2） 正規分布の特徴2

平均値と標準偏差により、全データに占める割合がわかる。これをシグマの法則という。

① 平均値±標準偏差 の間に68.3%のデータが存在する。

　（例）平均値＝50点、標準偏差＝10点 の場合、
　　　　　40点（50－10）～60点（50＋10）に、68.3%のデータが存在する。

② 平均値±1.96×標準偏差 の間に95%のデータが存在する。
　（平均値±2×標準偏差 の間に95.5%のデータが存在する。）

　（例）平均値＝50点、標準偏差＝10点 の場合、
　　　　　30点（50－10－10）～70点（50＋10＋10）に、95.5%のデータが存在する。

③ 平均値±2.58×標準偏差 の間に99%のデータが存在する。
　（平均値±3×標準偏差 の間に99.7%のデータが存在する。）

　（例）平均値＝50点、標準偏差＝10点 の場合、
　　　　　20点～80点に、99.7%のデータが存在する。

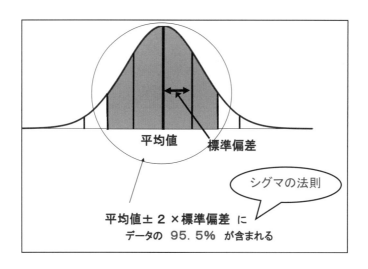

> 参考　臨床検査の正常値の範囲は、
> 　　　　　平均値±1.96×標準偏差
> 　　（95%のデータが含まれる範囲）で計算される。

## 5.5 検定

検定の手順について理解しよう。

**推測統計**とは、記述統計の結果をもとに、その背後にあるより大きな集団に対して一般化・普遍化した結論を導き出そうとする方法である。ここでは、推測統計の主目的である検定について学んでいく。

### (1) 母集団と標本集団

2つの集団の特性の違いを考えるときに、集団のすべてのデータを得ることはむずかしい。そこで、一部のデータを**無作為**に**抽出**することになる。

元の集団を**母集団**といい、母集団から抜き取られたデータを**標本集団**という。

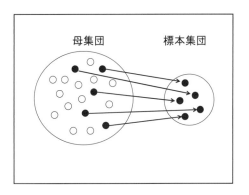

#### Excelでの処理

データを無作為に抽出する方法には、「単純無作為抽出」「確率比例抽出」「層化抽出」「集落抽出」「多段抽出」などがあるが、単純無作為抽出は、関数の**乱数の発生**を利用する。

=RANDBETWEEN(最小値, 最大値) ← 最小値～最大値の範囲でランダムに整数を発生
=RAND() ← 0～1の乱数を発生

名簿から抽出する場合、たとえば、右の乱数に従い、名簿の2人目
　　そこから8人目
　　そこから6人目
　　　…
と抽出すると無作為抽出できる。

| 乱数発生 | | 1～10までの乱数発生 | |
|---|---|---|---|
| 結果 | 関数 | 結果 | 関数 |
| 0.8916273 | =RAND() | 2 | =RANDBETWEEN(1,10) |
| 0.3292498 | =RAND() | 8 | =RANDBETWEEN(1,10) |
| 0.3701337 | =RAND() | 6 | =RANDBETWEEN(1,10) |
| 0.6207423 | =RAND() | 7 | =RANDBETWEEN(1,10) |
| 0.8027391 | =RAND() | 9 | =RANDBETWEEN(1,10) |
| 0.6126675 | =RAND() | 4 | =RANDBETWEEN(1,10) |
| 0.7325549 | =RAND() | 2 | =RANDBETWEEN(1,10) |
| 0.9018478 | =RAND() | 10 | =RANDBETWEEN(1,10) |
| 0.7212286 | =RAND() | 2 | =RANDBETWEEN(1,10) |
| 0.2761502 | =RAND() | 2 | =RANDBETWEEN(1,10) |
| 0.2612634 | =RAND() | 10 | =RANDBETWEEN(1,10) |
| 0.9264863 | =RAND() | 3 | =RANDBETWEEN(1,10) |
| 0.7086045 | =RAND() | 8 | =RANDBETWEEN(1,10) |
| 0.571142 | =RAND() | 7 | =RANDBETWEEN(1,10) |
| 0.6201057 | =RAND() | 1 | =RANDBETWEEN(1,10) |

## （2）仮説検定

右図の例を見ていただきたい。**母集団**の喫煙グループと非喫煙グループで、心疾患の発生割合が違うか、違わないかを証明するために標本調査を行い、喫煙グループの**標本集団**と非喫煙グループの標本集団を調べるとする。この標本集団の特性から、それらの母集団の心疾患発生割合について考えることを**検定**という。

この検定を行うためには、「仮説の検定」を行う。

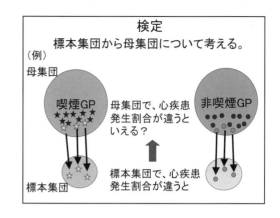

仮説の検定では「仮説」を立てることが重要となる。

我々が統計処理を行う際は「差がある」・「違いがある」ことを示したいのだが、統計学の仮説検定では「差はない」・「同じ」・「等しい」という仮説を立てる。これを**帰無仮説**と呼ぶ。帰無仮説とは「無に帰する（棄却）することを前提として立てる仮説」と考えてもよい。「なぜ帰無仮説を最初に立てるか」の理由は、「差がある」という仮説だと「大きな差がある」・「小さな差がある」・「中位の差がある」などなど、無限に立てられるからである。その1つひとつについて検討するのは事実上不可能である。それに対して、帰無仮説「差はない」というのは、これ以外の形はない。これを肯定するか否定するかを決めればいいだけの単純なものになるわけである。

統計学では帰無仮説を肯定することを「採択する」、否定することを「棄却する」という。もし帰無仮説が採択されれば、「差はない」と結論する。反対に、もし帰無仮説が棄却された場合は、「差はない、とは言えない」つまり「差はある」と結論されることになる。

帰無仮説の反対の仮説のことを、「対立仮説」と呼ぶ。我々が本当に示したいのは対立仮説である。対立仮説は、帰無仮説が棄却されたときに採択される仮説で、「差はないとは言えない、つまり差はある」という形である。

まわりくどい説明であるが、差があることを直接証明するのは、1つに絞れないので、「差がない」ことを否定することで、差があることを主張するという、いわゆる背理法で検定を行っているわけである。

前述の例では――

対立仮説（ほんとに示したいこと）は「母集団において喫煙グループと非喫煙グループで心疾患の発生割合が違う」である。

帰無仮説は「喫煙グループと非喫煙グループで心疾患の発生割合は同じ（等しい、差がない、＝、差＝0）」となる。

## （3）仮説検定の手順

① 自分自身が示したい**仮説（対立仮説）**を立てる（通常は、差があることを示したい、違いがあることを示したい、関連のあることを示したい、など）。

② 仮説を検証するためのデータを集める。

③ 仮説（対立仮説）とは反対の**帰無仮説**を立てる。
　　同じ、等しい、差がない、＝、差＝0　などの言葉で表現する。

④ 統計的検定方法を選択する。
　　Student の $t$ 検定　など

⑤ 検定統計量を計算する。
　　統計ソフトが計算する。

⑥ 有意確率 $p$ 値を計算する。
　　統計ソフトが計算する。

⑦ 有意確率 $p$ 値にもとづいて帰無仮説の採択と棄却を判断する。

```
仮説検定
① ほんとに示したいこと（対立仮説）を考える。
    違いがでるはずだ！
② データを集める。
───────────────────────────
③ 仮説とは反対のこと（帰無仮説）を考える。
    違いがでるはずだ！　→　同じ
④ 検定方法を選ぶ。
⑤ 統計値を計算する。
⑥ 有意確率 p 値を計算する。
⑦ 有意確率 p 値にもとづいて帰無仮説を評価する。
```

## （4）帰無仮説の判断

有意確率 $p$ は、統計ソフトを用いると容易に計算できる。有意確率 $p$ が計算されたあとは、あらかじめ決めてある有意水準 $\alpha$（たとえば 0.05）と比較する。有意水準 $\alpha$ は、一般的には 0.05 あるいは 0.01、0.001 が用いられることが多い。

有意水準 $\alpha = 0.05$ より小さい領域を帰無仮説の棄却域という。つまり、棄却域の範囲に落ちる場合はまれにしか起きない出来事と判断して帰無仮説を棄却する。逆に帰無仮説が正しければ分布の中心付近になるはずである。棄却域でない部分を採択域という。

もし $p < 0.05$ であるならば、検定をした現象はめったに起きない（この現象が起きる確率は 5% 以下になる）ことになるので、もともとの帰無仮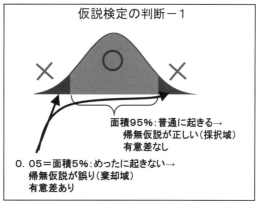
説は棄却され、対立仮説を採択する。こうした判断の結果を「統計学的に有意差がある」という。検定結果の記述方法として、「有意水準 5% で帰無仮説を棄却し、対立仮説を採択する」あるいは「5% 水準で有意差があった」などと表現する。

また、$p < 0.01$ の場合は「有意水準 1% で帰無仮説を棄却し、対立仮説を採択する」、さらにまた $p < 0.001$ であった場合は「有意水準 0.1% で帰無仮説を棄却し、対立仮説を採択する」ことになる。もちろん有意水準 0.1% は、有意水準 1% より、また有意水準 1% は 5% より、厳しい条件で検定を行っていることになる。

一方、もし $p \geq 0.05$ ならば、$p$ 値は帰無仮説の採択域にあるので帰無仮説は棄却されない。すなわち、有意差はないことになる。帰無仮説が棄却されなかった場合は、帰無仮説を消極的に採択する。なぜなら、採択域に $p$ 値があっても母集団の値と帰無仮説の値が完全に等しい保証はないからである。この場合は「有意水準5％で有意差はない」あるいは「帰無仮説を棄却できなかった」と表現する。

有意水準5％を、$p<0.05$、5％水準、危険率5％ とも表現する。

帰無仮説が棄却（有意差あり）の場合、どちらが大きいか（前例では、喫煙グループと非喫煙グループでの比較）を、基本統計量の代表値により判断する。

### 仮説検定の判断−2

$p \geq 0.05$　有意差なし

$p < 0.05$　有意差あり（有意水準・危険率 $\alpha=0.05$）
$p < 0.01$　有意差あり（有意水準・危険率 $\alpha=0.01$）
$p < 0.001$　有意差あり（有意水準・危険率 $\alpha=0.001$）

↓

帰無仮説が棄却（有意差あり）の場合、どちらが大きいかを、基本統計量の代表値により判断する。

再度、図で示す。

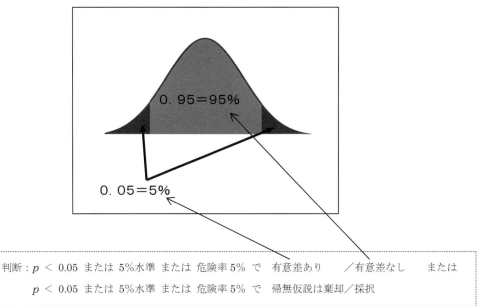

判断：$p < 0.05$ または 5％水準 または 危険率5％ で 有意差あり ／有意差なし または
　　　$p < 0.05$ または 5％水準 または 危険率5％ で 帰無仮説は棄却／採択

＊で判断結果を表すこともある。特にグラフ内などで使われる。

| NS （not significant） | 有意差なし |
|---|---|
| ＊ | $p < 0.05$ | 5％水準で有意差あり |
| ＊＊ | $p < 0.01$ | 1％水準で有意差あり |

## 研究例 1 （$t$ 検定）

「運動でメタボ解消」

＜方法＞

日本人の 40 歳代以上の男性の約半分はメタボリックシンドロームまたはその予備軍とされている。厚生労働省は 2006 年 7 月、「健康指導づくりのための運動指針 2006」を提示し、国民のメタボ解消を推奨している。

男性 50 歳代でメタボリックシンドローム 60 名の被験者を、各々 30 名ずつに分類（A 群、B 群）して空腹時血糖値を測定したところ、A 群の平均値は 152mg/dL、B 群の平均値は 150mg/dL とほぼ同じであった。

A 群 30 名については 1 週間に 23 メッツ（激しい運動を、4 メッツ以上を含む）6 ヶ月間行い、B 群については運動をさせなかった。

6 ヶ月後 A 群と B 群の空腹時血糖値を測定したところ、A 群の平均値は 105mg/dL、B 群の平均値は 155mg/dL であった。運動による効果について $t$ 検定によって検討した。

> ＜検定の手順＞
> 帰無仮説：A 群と B 群の　血糖値の母平均は同じ
> 検定方法：Student の $t$ 検定
> 有意確率 $p$：0.0012

＜結果＞

運動群と非運動群に有意な差（$p<0.01$）が見られた。

血糖値については、運動によって、かなり改善されたことが示された。

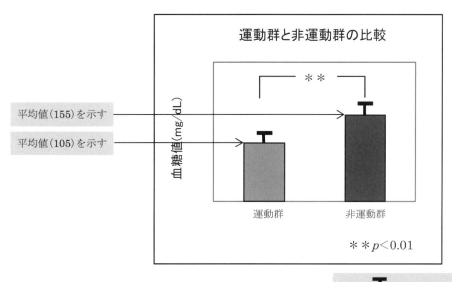

# 研究例2 （$\chi^2$検定）

「生活指導で生活習慣の改善」

＜方法＞

　保健師の活動では生活指導が重要な位置を占めている。また生活習慣病予防のために年1回以上の健康診断が推奨されている。ある病院の健診センター（人間ドック）を受診し、生活指導が必要と判定された50歳以上の男性100名について、喫煙習慣・肥満・飲酒習慣にたいする生活指導の効果を調べた。

　100名を、生活指導を行う群50名と生活指導を行わない群50名に分け、1年後の健康診断時の喫煙率・肥満率・飲酒率について、$\chi^2$検定によってそれぞれ検討した。

> ＜検定の手順＞　－喫煙習慣－
> 帰無仮説：生活指導あり群と生活指導なし群の　喫煙の母比率は同じ
> 検定方法：$\chi^2$検定
> 有意確率 $p$：0.007

＜結果＞

　有意な差が見られたのは、喫煙習慣（$p<0.01$）、肥満（$p<0.05$）である。

　喫煙習慣・肥満は、生活習慣の指導によって、かなり改善されたことが示された。しかし飲酒習慣については生活習慣の指導による効果は明らかではなかった。

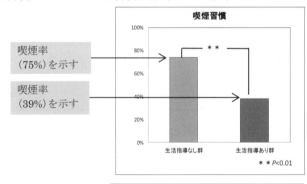

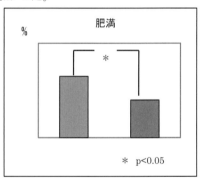

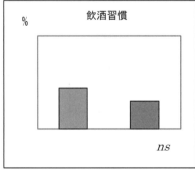

ここからは、どの統計的検定方法を選択すればよいか、またその実際について説明していく。統計解析のためのチャートを見ることで、簡単に手法を選択できる。

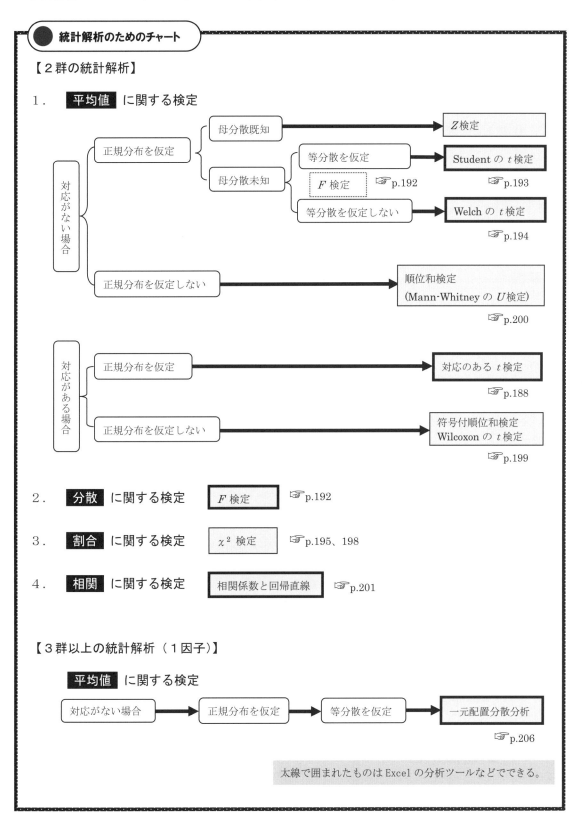

### 課題 5-2　指導前と指導後の成績

ある指導をする前後の成績を得た。指導前と指導後の成績に違いがあるか。

| 指導前の成績 | 指導後の成績 |
|---|---|
| 76 | 89 |
| 57 | 60 |
| 72 | 71 |
| 47 | 65 |
| 52 | 60 |
| 76 | 70 |
| 64 | 71 |
| 64 | 69 |
| 66 | 68 |
| 57 | 66 |
| 38 | 50 |
| 58 | 62 |

対応のある $t$ 検定をする。

## 5.6　対応のある $t$ 検定

　対応のある2群の比較は、同じ群の経時的変化を調べる場合や同じ群の治療前後のデータを比較する場合などに使われる。たとえば、保健指導を経験する前と経験した後との間で、保健指導に対する意識が変化したかどうかを調べたりする場合には、対応のある2群の比較を行う。

　「**対応のある**」とは、同一の対象者に対してある介入を行う前と後のデータをペアで測定することをいう。「**介入**」とは、対象者のある側面を意図的に変化させることをいい、たとえば「薬物を服用させる」、「手術を行う」、「食事指導をする」などである。

　それに対し、「**対応のない**」とは、別集団で測定したデータを比較することである。たとえばA地区とB地区の身長の比較などである。

　たとえ同一の対象者の介入前後のデータであっても、ペアで測定できなかった場合は「対応のない」場合となる。

---

**対応のないデータ・対応のあるデータ**

**対応がない場合とは**
（独立した標本）

- 比較する集団が全く別集団

A大学とB大学の比較
神奈川と東京の比較
C社とB社の薬の比較

*異なる集団の比較をする*

**対応がある場合とは**
- ある処理の前後で各データを測定

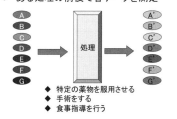

◆ 特定の薬物を服用させる
◆ 手術をする
◆ 食事指導を行う

*処理の前後での測定値に差があるかを確認*

・「対応がある場合」のデータは、ペアで採る。

・ペアでデータを採れなかった場合は「対応がない場合」とする。

課題5-2のデータは、**連続**データである。また、**対応のある**データである。
この場合は、**対応のある $t$ 検定**を行う。
（実際は、データ件数が少ないときは、5.10節のノンパラメトリック検定をすることが多い。）

データが連続データの場合、対応のある $t$ 検定とは 平均値 に関する検定である。

① 帰無仮説： 指導前と指導後の 母平均 は等しい。（$t=0$）

② 検定統計量 $t$ の計算式： 差 $x_i - y_i$ が対象とするデータとなる。

$$t = \frac{\overline{d}}{\frac{Sd^*}{\sqrt{n}}} \qquad d_i = x_i - y_i \qquad \overline{d} = \frac{\sum d_i}{n} \qquad Sd^* = \sqrt{\frac{\sum (d_i - \overline{d})^2}{n-1}}$$

（$n$ はデータ数）

$t$ 値 は $t$ 分布に従うことを利用する。自由度 $\phi = n - 1$

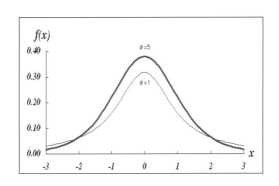

③ 判断：
- 検定統計量 $t$ で見る場合：$t$ 値 3.28322 ＞ $t$ 境界値 2.20 なので帰無仮説は棄却される。

（説明は後述）

- 有意確率 $p$ で見る場合：$p = 0.00729 < 0.05$ なので
  $p < 0.05$ で帰無仮説は棄却される。

④ 結論：指導前と指導後の平均には5％水準で有意差がある。
　　　　指導前と指導後の平均には違いがあるといえる。
　　　　指導後の成績の方が平均が高いので指導効果があるといえる。

## Excel での処理

「対応のある $t$ 検定」は、分析ツールの「t 検定：一対の標本による平均の検定」を利用する。

- **データ** タブ → ( **分析** グループ) **データ分析** → [ t 検定：一対の標本による平均の検定 ]

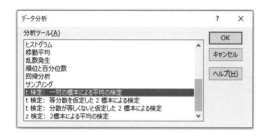

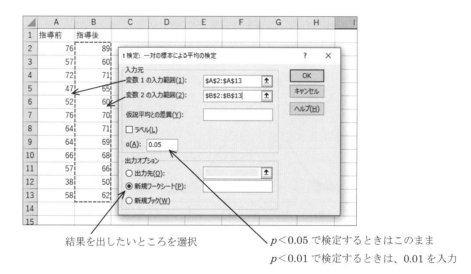

結果を出したいところを選択

$p<0.05$ で検定するときはこのまま
$p<0.01$ で検定するときは、0.01 を入力

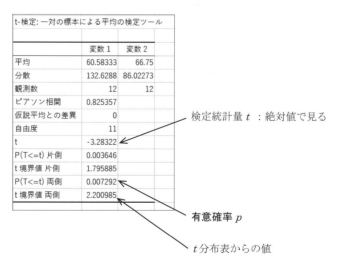

検定統計量 $t$ ：絶対値で見る

有意確率 $p$

$t$ 分布表からの値

- 「違うか」のときは**両側**の値を見る。
- 「より大きい？」や「より小さい？」のときは**片側**の値を見る。

## 課題 5-3　男性と女性の赤血球

男性と女性の赤血球数を調べた。男性と女性では赤血球数に差があるのだろうか。

| RBC(男) | RBC(女) |
|---|---|
| 484 | 459 |
| 552 | 448 |
| 532 | 478 |
| 484 | 422 |
| 535 | 457 |
| 528 | 418 |
| 477 | 477 |
| 493 | 494 |
| 526 | 456 |
| 583 | 419 |
| 500 | 485 |
| 451 | 483 |
| 493 | 465 |
| 538 | 461 |
| 473 | 426 |
| 527 | 472 |
| 536 | 442 |
| 502 | 515 |
| 499 | 454 |
| 489 | |
| 481 | |
| 484 | |
| 478 | |

対応のない $t$ 検定をしよう。

## 5.7　対応のない $t$ 検定

対応のない場合（独立した2群）とは、たとえば男性と女性・患者と正常者・アメリカ人と日本人のように、異なる集団の比較をすることである。

課題5-3のデータは、**連続データ**である。また、**対応のないデータ**である。
対応のないデータの $t$ 検定は、**Studentの $t$ 検定** か **Welchの $t$ 検定** のどちらかである。
Studentの $t$ 検定か、Welchの $t$ 検定 のどちらを行えばよいか？を **$F$ 検定**で判断する。
（実際は、データ件数が少ないときは、5.11節のノンパラメトリック検定をすることが多い。）

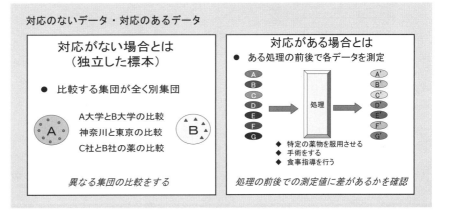

### 手順（1） F 検定

F 検定は、 ばらつき に関する検定である。

① 帰無仮説：男女の赤血球数の 母分散（ばらつき） は等しい（等分散）。

② 検定統計量 $F$ の計算

$$F = \frac{V_x^*}{V_y^*}$$

$V_x^*$：不偏分散（大きいほう）
$V_y^*$：不偏分散（小さいほう）

$F$ は自由度$(n_x-1、n_y-1)$の $F$ 分布に従う。

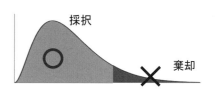

③ 判断：有意確率 $p = 0.247 > 0.05$ なので

帰無仮説は採択される。有意差なし。

等分散を仮定する ➡ 次は Student の $t$ 検定を行うことになる。

・等分散を仮定するとき　Student の $t$ 検定　を行う。
・等分散を仮定しないとき　Welch の $t$ 検定　を行う。

---

### ● Excel での処理

「F 検定」は、分析ツールの「F 検定：2 標本を使った分散の検定」を利用する。

・ データ タブ → ( 分析 グループ) データ分析 →［F 検定：2 標本を使った分散の検定］

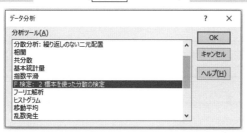

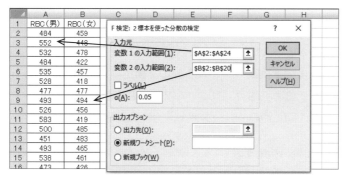

有意確率 $p$

帰無仮説は採択される。有意差なし。等分散を仮定する。 ➡ Student の $t$ 検定

## 手順（2） Student の $t$ 検定

データが連続データの場合、Student の $t$ 検定とは 平均値 に関する検定である。

① 帰無仮説：男女の赤血球数の 母平均 は等しい。
② 検定統計量 $t$ の計算

$$\text{Student の } t = \frac{(\bar{x} - \bar{y})}{\sqrt{V_c^*}\sqrt{\dfrac{n_x n_y}{n_x + n_y}}}$$

$$V_x^* = \frac{\sum(x_i - \bar{x})^2}{n_x - 1} \quad :\text{集団 1 の不偏分散}$$

$$V_y^* = \frac{\sum(y_i - \bar{y})^2}{n_y - 1} \quad :\text{集団 2 の不偏分散}$$

$$V_c^* = \frac{(n_x - 1)V_x^* + (n_y - 1)V_y^*}{n_x + n_y - 2} \quad :\text{共通の不偏分散}$$

この $t$ 値は $t$ 分布に従うことを利用する。 自由度 $\phi = n_x + n_y - 2$

③ 判断：有意確率 $p$ で見る場合：$p \fallingdotseq 0.000 < 0.01$ なので、$p < 0.01$ で帰無仮説は棄却、有意差あり。
④ 結論：平均値を見ると、男のほうが女より赤血球数が統計的に多いといえる。

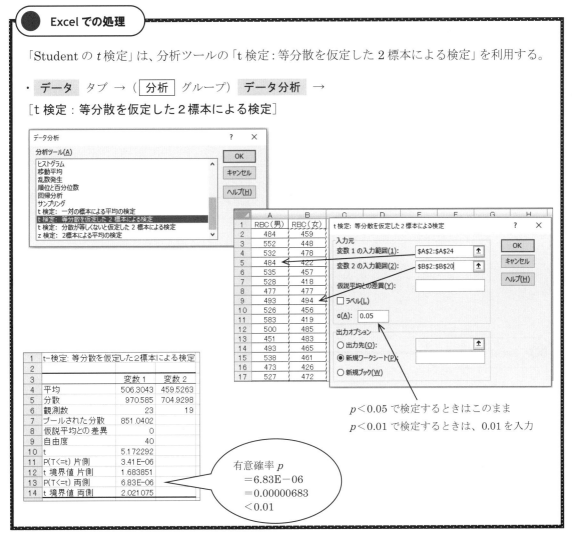

### Excel での処理

「Student の $t$ 検定」は、分析ツールの「t 検定：等分散を仮定した 2 標本による検定」を利用する。

・ データ タブ → ( 分析 グループ) データ分析 →
［t 検定：等分散を仮定した 2 標本による検定］

$p < 0.05$ で検定するときはこのまま
$p < 0.01$ で検定するときは、0.01 を入力

有意確率 $p$
 $= 6.83\text{E}-06$
 $= 0.00000683$
 $< 0.01$

## 手順（2′） Welchの t 検定

データが連続データの場合、Welch の $t$ 検定とは 平均値 に関する検定である。

① 帰無仮説：男女の赤血球数の 母平均 は等しい。

② 検定統計量 $t$ の計算

$\bar{x}$：集団1の平均値　　　$n_x$：集団1のデータ数　　　$V_x^*$：集団1の不偏分散

$\bar{y}$：集団2の平均値　　　$n_y$：集団2のデータ数　　　$V_y^*$：集団2の不偏分散

とすると

$$V_x^* = \frac{\sum(x_i - \bar{x})^2}{n_x - 1}, \qquad V_y^* = \frac{\sum(y_i - \bar{y})^2}{n_y - 1}$$

$$\text{Welch の } \quad t = \frac{(\bar{x} - \bar{y})}{\sqrt{\dfrac{V_x^*}{n_x} + \dfrac{V_y^*}{n_y}}}$$

で表され、　$c = \dfrac{\dfrac{V_x^*}{n_x}}{\dfrac{V_x^*}{n_x} + \dfrac{V_y^*}{n_y}}$　とすると、

この $c$ は自由度：$\phi = \dfrac{1}{\dfrac{c^2}{n_x - 1} + \dfrac{(1-c)^2}{n_y - 1}}$　の $t$ 分布に従うことを利用する。

③ 判断：有意確率 $p$ で見る場合：$p ≒ 0.000 < 0.01$ なので、$p < 0.01$ で帰無仮説は棄却、有意差あり。

④ 結論：平均値を見ると、男のほうが女より赤血球数が統計的に多いといえる。

---

### ● Excel での処理

「Welch の $t$ 検定」は、分析ツールの「t 検定：分散が等しくないと仮定した2標本による検定」を利用する。

・ データ タブ → ( 分析 グループ) データ分析 →
　［t 検定：分散が等しくないと仮定した2標本による検定］

以下　Student の $t$ 検定と同様。

## 課題 5-4　小学生の花粉症

神奈川県と東京都の小学生の花粉症に関するデータをとった。
居住地区（神奈川／東京）と花粉症に関係があるのだろうか。

（花粉症の発症率に差があるか。）

| 地区 | 花粉症 |
|---|---|
| 1 | 1 |
| 1 | 1 |
| 1 | 2 |
| 1 | 2 |
| 1 | 1 |
| 1 | 1 |
| 1 | 2 |
| 1 | 1 |
| 1 | 2 |
| 1 | 1 |
| 1 | 2 |
| 1 | 1 |
| 1 | 2 |
| 1 | 1 |
| 1 | 2 |
| 1 | 1 |
| 2 | 2 |
| 2 | 1 |
| 2 | 2 |
| 2 | 2 |
| 2 | 1 |
| 2 | 1 |
| 2 | 1 |
| 2 | 1 |
| 2 | 2 |
| 2 | 2 |
| 2 | 1 |
| 2 | 1 |
| 2 | 1 |
| 2 | 2 |

1：神奈川
2：東京

1：はい
2：いいえ

クロス集計と $\chi^2$ 検定（対応のない場合）をしよう。
（$\chi^2$ 検定は、Excel の分析ツールには用意されていないので、数式を用いて検定する。）

## 5.8　クロス集計と $\chi^2$ 検定（対応のない場合）

データ A もデータ B も名義データで、いくつかのカテゴリーに分かれる場合、そのクロス集計表から関係が認められるかを検討してみよう。

課題 5-4 のデータは、**名義データ**で、**対応のないデータ**である。

データが名義データの場合、 割合 に関する検定を行う。

手順（1）　クロス表を作成する。

|  | 地区 |  |  |
|---|---|---|---|
| 花粉症 | 神奈川 | 東京 | 合計 |
| はい | 8 | 10 | 18 |
| いいえ | 7 | 6 | 13 |
| 合計 | 15 | 16 | 31 |

● **Excel での処理**

クロス表を作るには、ピボットテーブルのクロス集計を利用する。　　　☞ p.160

## 手順（2）　$\chi^2$検定

① 帰無仮説：神奈川と東京で花粉症発症の　母比率（割合）　は同じ。

　　（地区と花粉症発症率は関係ない）

② 検定統計量の計算：クロス表（2×2）の数値を元に計算する。

|  | 神奈川 | 東京 | 合計 |
|---|---|---|---|
| はい | $a$ | $c$ | $a + c$ |
| いいえ | $b$ | $d$ | $b + d$ |
| 合計 | $a + b$ | $c + d$ | $a + b + c + d$ |

$\chi^2$の計算式は、次式で示される。

$$\chi^2 = \frac{(ad - bc)^2(a + b + c + d)}{(a + b)(c + d)(a + c)(b + d)}$$

　ただし、2×2クロス表の度数（$a$、$b$、$c$、$d$）が5未満の場合はYates（イェーツ）の補正をする必要がある。

　Yatesの補正式は、次式で示される。

$$\chi^2 = \frac{\left\{|ad - bc| - \frac{1}{2}(a + b + c + d)\right\}^2(a + b + c + d)}{(a + b)(c + d)(a + c)(b + d)}$$

　この$\chi^2$は、自由度が（項目数−1）×（項目数−1）の$\chi^2$分布に従う。

2×2クロス表の自由度は（2−1)×(2−1)＝1で、自由度＝1となる。

### $\chi^2$分布表

有意確率

| 自由度 | 0.9 | 0.8 | 0.7 | 0.5 | 0.3 | 0.2 | 0.1 | 0.05 | 0.02 | 0.01 | 0.001 |
|---|---|---|---|---|---|---|---|---|---|---|---|
| 1 | 0.02 | 0.06 | 0.15 | 0.46 | 1.07 | 1.64 | 2.71 | *3.84* | 5.41 | *6.63* | 10.83 |
| 2 | 0.21 | 0.45 | 0.71 | 1.39 | 2.41 | 3.22 | 4.61 | 5.99 | 7.82 | 9.21 | 13.82 |
| 3 | 0.58 | 1.01 | 1.42 | 2.37 | 3.66 | 4.64 | 6.25 | 7.81 | 9.84 | 11.34 | 16.27 |
| 4 | 1.06 | 1.65 | 2.19 | 3.36 | 4.88 | 5.99 | 7.78 | 9.49 | 11.67 | 13.28 | 18.47 |
| 5 | 1.61 | 2.34 | 3 | 4.35 | 6.06 | 7.29 | 9.24 | 11.07 | 13.39 | 15.09 | 20.52 |
| 6 | 2.2 | 3.07 | 3.83 | 5.35 | 7.23 | 8.56 | 10.64 | 12.59 | 15.03 | 16.81 | 22.46 |
| 7 | 2.83 | 3.82 | 4.67 | 6.35 | 8.38 | 9.8 | 12.02 | 14.07 | 16.62 | 18.48 | 24.32 |
| 8 | 3.49 | 4.59 | 5.53 | 7.34 | 9.52 | 11.03 | 13.36 | 15.51 | 18.17 | 20.09 | 26.12 |
| 9 | 4.17 | 5.38 | 6.39 | 8.34 | 10.66 | 12.24 | 14.68 | 16.92 | 19.68 | 21.67 | 27.88 |
| 10 | 4.87 | 6.18 | 7.27 | 9.34 | 11.78 | 13.44 | 15.99 | 18.31 | 21.16 | 23.21 | 29.59 |
| 11 | 5.58 | 6.99 | 8.15 | 10.34 | 12.9 | 14.63 | 17.28 | 19.68 | 22.62 | 24.72 | 31.26 |
| 12 | 6.3 | 7.81 | 9.03 | 11.34 | 14.01 | 15.81 | 18.55 | 21.03 | 24.05 | 26.22 | 32.91 |
| 以下略 |  |  |  |  |  |  |  |  |  |  |  |

自由度 1 の $\chi^2$ 分布を示す。

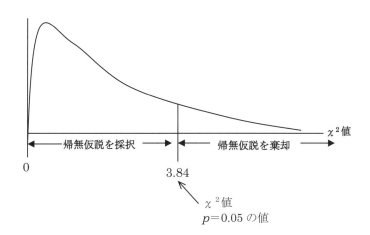

統計的判断は、2×2 クロス表の場合、自由度 1 の $\chi^2$ 分布に基づいて行う。すなわち、前述の式で計算された $\chi^2$ 値が 3.84 より大きければ帰無仮説を棄却し、小さければ帰無仮説を採択する。

③ 判断：
   $\chi^2$ 値 < 3.84　の場合、帰無仮説を採択、有意差なし ⎫
   $\chi^2$ 値 > 3.84　の場合、帰無仮説を棄却、有意差あり ⎭ $\chi^2$ 分布の横軸の値で見る。
   　　　注意：有意確率 $p$ の判断の仕方と違う。

   有意確率 $p \geq 0.05$ 　の場合、帰無仮説を採択、有意差なし ⎫
   有意確率 $p < 0.05$ 　の場合、帰無仮説を棄却、有意差あり ⎭ $\chi^2$ 分布の面積（％）で見る。

④ 結論：$\chi^2 = 0.267 < 3.84$ なので有意差なし。
　　　　神奈川と東京で花粉症の発症率はほぼ等しい。
　　　　　※ 発症率が違う結果のときは、どちらが多いかは割合（％）で見る。

### 参考：課題5-5　サプリメントに対する考え方

栄養指導教育でサプリメントに対する考えの変化があったかを調べた。

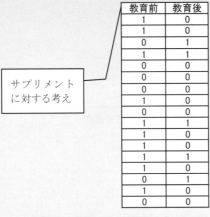

1：摂取する
0：摂取しない

クロス集計と $\chi^2$ 検定（対応のある場合）をしよう。
（$\chi^2$ 検定は、Excelの分析ツールには用意されていないので、数式を用いて検定する。）

## 5.9　クロス集計と $\chi^2$ 検定（対応のある場合）

対応のある場合の検定は、McNemarの検定ともいい、同じ集団（人）で、治療、教育、訓練などの前後での変化を確かめるときに用いる。

課題5-5のデータは、**名義データ**で、**対応のあるデータ**である。

手順（1）　クロス表を作成する。

|  |  | 教育後 摂取しない | 摂取する | 総計 |
|---|---|---|---|---|
| 教育前 | 摂取しない | 5 | 2 | 7 |
|  | 摂取する | 7 | 3 | 10 |
|  | 総計 | 12 | 5 | 17 |

手順（2）　$\chi^2$ 検定

**$\chi^2$ 検定（対応がある場合）の計算式**

|  | 処置前 + | − | 計 |
|---|---|---|---|
| 処置後 + | h | (i) | h+i |
| − | (j) | k | j+k |
| 計 | h+j | i+k | h+i+j+k |

i, jが決まるとh, kは決まる。

$$\chi^2 = \frac{(i-j)^2}{i+j}$$

i+jが40未満の場合　　$\chi^2 = \frac{(|i-j|-1)^2}{i+j}$

$\chi^2$値は$\chi^2$分布に従うことを利用する。自由度＝1

$\chi^2 = 1.778 < 3.84$ なので有意差なし。

## 参考：課題 5-6　　腫瘍マーカー検査

腫瘍マーカー検査の前回と今回で、CEA マーカーの値は変化があったか。
（データ件数が少なく、正規性分布に従うと仮定できない。）

| CEA（前回） | CEA（今回） |
|---|---|
| 6.3 | 5.3 |
| 5.5 | 3.9 |
| 5.8 | 6 |
| 7.9 | 8.2 |
| 8.7 | 7.8 |
| 5.6 | 5.5 |

符号付順位和検定（Wilcoxon の $t$ 検定）を理解しよう。

（この検定は、Excel の分析ツールには用意されていないので、参考として載せる。
　検定は、SPSS などの統計ソフトを利用。）

---

### 5.10　ノンパラメトリック検定（対応のある場合）の 符号付順位和検定（Wilcoxon の $t$ 検定）

　対応のある 2 群の検定において、連続データであるが正規分布が仮定できない場合（母集団の分布を特定できないことを**ノンパラメトリック**という）、または順序データの場合は、「符号付順位和検定（Wilcoxon の $t$ 検定）」を行うことになる。

　課題 5-6 はデータ数が少なく、正規分布が仮定できない。この場合、データを 順位のみ に着目して検定する。

　差を計算し、その絶対値を小から大へ並べ順位をつける。

$$x_2 - y_2 \rightarrow |d_2| \quad 小 \quad 1$$
$$x_4 - y_4 \rightarrow |d_4| \qquad\qquad 2$$
$$x_1 - y_1 \rightarrow |d_1| \qquad\qquad 3$$
$$\vdots \qquad\qquad 大 \quad \vdots$$

→　その後、差が負のときは順位も負にする

①　帰無仮説：前回と今回の CEA の 平均順位（順位の平均値） に差はない。

②　検定統計量 $Z$ の計算式：

$$Z = \frac{T - \dfrac{n(n+1)}{4}}{\sqrt{\dfrac{n(n+1)(2n+1)}{24}}}$$

$n$：標本数
$T$：正または負の順位和（順位の合計）の小さいほう　とする

　　$Z$ 値　は　正規分布に従うことを利用する。

③　結論：有意確率 $p = 0.4225 > 0.05$　なので帰無仮説は採択。有意差なし。
　　　　今回と前回の CEA の値は、統計学的に差はない。

第 5 章　統計　199

| 参考：課題 5-7 | 受療群と非受療群の喫煙 |
|---|---|

受療した群と受療しなかった群で喫煙状態に差があるといえるか。（順序データである。）

| 非受療 | 受療 |
|---|---|
| 3 | 3 |
| 2 | 1 |
| 3 | 2 |
| 2 | 3 |
| 3 | 1 |
| 2 | 3 |
| 1 | 2 |
| 1 | 1 |
| 3 | 3 |
| 3 | 1 |
| 3 | 2 |
| 2 | 3 |
| 3 | 3 |
| 2 | 1 |
| 3 | 1 |
| 3 | 1 |
| 1 | 2 |
| 3 | |
| 3 | |

喫煙状態
1： 吸わない
2： 以前吸う
3： 吸う

順位和検定（Mann-Whitney の $U$ 検定）を理解しよう。

（この検定は、Excel の分析ツールには用意されていないので、参考として載せる。
　検定は、SPSS などの統計ソフトを利用。）

---

| 5.11 | ノンパラメトリック検定（対応のない場合）<br>順位和検定（Mann-Whitney の $U$ 検定） |
|---|---|

　対応のない2群の検定において、連続データであるが正規分布が仮定できない場合、または順序データの場合は「順位和検定（Mann-Whitney の $U$ 検定）」を行うことになる。

　課題 5-7 はデータ数が少なく、正規分布が仮定できない。この場合、データを　順位のみ　に着目して検定する。

① 帰無仮説：受療群と非受療群で喫煙状態の　平均順位　は差がない。

② 検定統計量 $Z$ の計算式：

一方の標本（$m$ 個）の順位の和を $R_1$、

他方の標本（$n$ 個）の順位の和を $R_2$ としたとき

$$Z = \frac{U - \mu_U}{\sigma_U} \qquad U_1 = R_1 - \frac{m(m+1)}{2}, \qquad U_2 = R_2 - \frac{n(n+1)}{2}$$

とし、小さいほうを $U$ 統計量とする。

$$\mu_U = \frac{mn}{2}, \quad \sigma_U = \sqrt{\frac{mn(m+n+1)}{12}}$$

　　$Z$ 値　は　正規分布に従うことを利用する。

③ 結論：有意確率 $p = 0.000 < 0.01$　なので帰無仮説は棄却。

受療群と非受療群で喫煙状態に $p < 0.01$ で有意差があり、非受療群が有意に多い（平均順位より）。

200

```
課題 5-8    骨密度と年齢
```

骨密度と年齢に、関係があるのだろうか。

| 年齢 | 骨密度(%) |
|------|-----------|
| 34 | 102 |
| 45 | 81 |
| 53 | 75 |
| 37 | 101 |
| 47 | 95 |
| 46 | 118 |
| 63 | 79 |
| 27 | 121 |
| 38 | 94 |
| 57 | 84 |
| 40 | 100 |

年齢と骨密度の関係の強さを調べる。また、年齢によって骨密度を予測できるだろうか。

```
5.12    関係を求める（相関係数と回帰直線）
```

　医療の分野においても、データ A とデータ B との**関係**について調べることがよくある。たとえば、医療従事者の残業時間とストレス、ある化学物質の曝露時間と健康障害、早起きと健康との関係、運動量と体力との関係、など関連性を検討しなければならないことは様々ある。

　2 群のデータが連続データの場合は、その関連性を検討するために散布図を描く。さらに、2 つの変数（X と Y）について、X の変化に伴って Y が変化するかどうか調べるために Pearson（ピアソン）の相関係数を算出し、X と Y の関連性の検定を行う。

**手順（1）　相関係数**

　対応している 2 変量のデータに関係がありそうだ？
相関の程度を数値で表したものを**相関係数 $r$** という。

> 連続データのとき　Pearson の相関係数
> 順序データのとき　Spearman の順位相関係数
> 　　　　　　　　　　を求めることになる。

① 　相関係数の計算式

$$相関係数\, r = \frac{（x と y の偏差積和）}{\sqrt{（x の偏差平方和）\,\times\,（y の偏差平方和）}}$$

　相関係数の範囲は、$-1 \leqq r \leqq 1$　である。

　図で示すと、相関係数 $r = \cos(\theta)$

第 5 章　統 計　201

② 相関係数 $r$ と 散布図の関係は次のようになる。

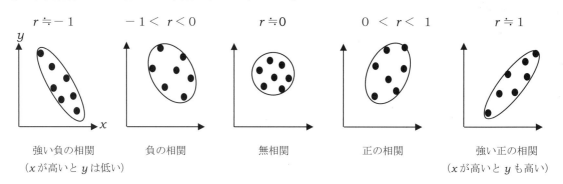

通常は相関係数 $r$ を言葉で表すと、次のようになることが多い。

$0 ≦ r ≦ 0.2$　　　　ほとんど相関がない
$0.2 ≦ r ≦ 0.4$　　　やや正の相関がある
$0.4 ≦ r ≦ 0.7$　　　かなり正の相関がある
$0.7 ≦ r ≦ 1$　　　　強い正の相関がある

負の場合も同様。

---

● **Excel での処理**

● 相関係数は
　　関数　=CORREL( 範囲 )
で計算できる。

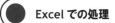

　　相関係数＝−0.72947

強い負の相関がある。
年齢が高いと骨密度が低い。

● 分析ツールで相関係数を求める場合、「相関」を利用する。

・ データ タブ → ( 分析 グループ) データ分析 → [相関]

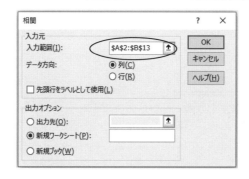
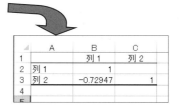

## 手順（２） 相関係数の検定

手順（１）で求めた相関係数 $r$ は、相関係数の検定を行って「2変量に相関があり」と統計的に判断できたときに特に意味をもつ。

① 帰無仮説：母集団の相関係数＝0（2変量のデータに関係はない）
② 統計値：
$$t = |相関係数| \times \sqrt{\frac{標本数-2}{1-相関係数^2}}$$

$t$ 値は　自由度＝標本数－2　の $t$ 分布に従う。

③ 結論：有意確率 $p=0.007<0.05$　帰無仮説は棄却。
　　　2変量にはなんらかの関係がある。

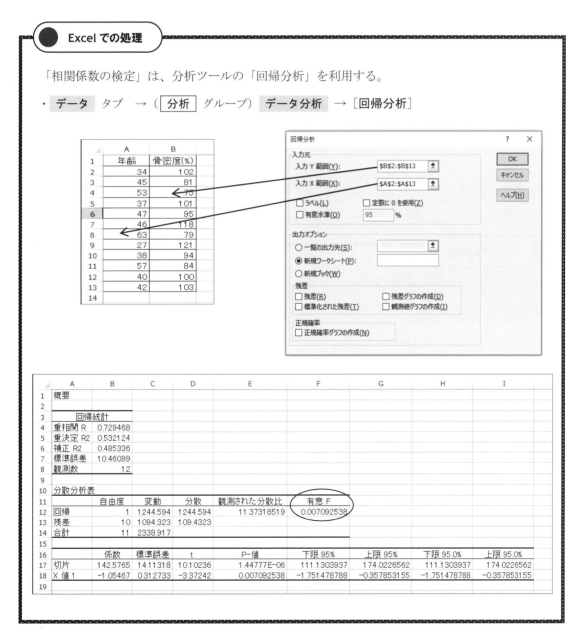

手順（３）　回帰直線と寄与率

２変量に**相関があった**とき、２変量の関係を直線で表し、一方の数値を知ることで他方の数値を**予測**しよう。

① 回帰直線を求める。

各点から最短距離をなす直線を引いてみる。それを回帰直線と呼ぶ。

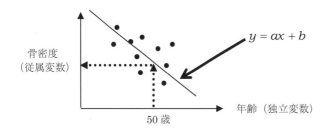

**独立変数と従属変数**

年齢は独立変数であり、独立変数によって結果として骨密度の値が決定されるとき骨密度を従属変数という。
$y = ax + b$ の直線の式では、$y$ が従属変数で、$x$ が独立変数である。

回帰直線より、年齢 50 歳の骨密度の値が予測できる。

② 回帰直線のあてはめがうまくいっているかを調べるために、寄与率を求める。

従属変数 $y$ のうち、独立変数 $x$ によって説明できる割合を寄与率 $R^2$ という。

０＜寄与率＜１　であり、１に近いほど直線のあてはめがうまくいっていることを表す。

$$R^2 = \frac{(x と y の偏差積和)^2}{(x の偏差平方和) \times (y の偏差平方和)}$$

---

● **Excel での処理**

散布図を描き、そこから回帰直線を引く。

① グラフ機能で散布図を書き、レイアウトを整える。　☞p.142

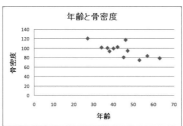

② グラフの選択状態で、 グラフのデザイン タブ →
（ グラフのレイアウト グループ） クイックレイアウト▼ →
レイアウト９ をクリックする。

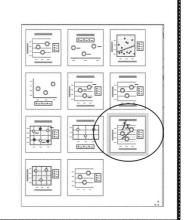

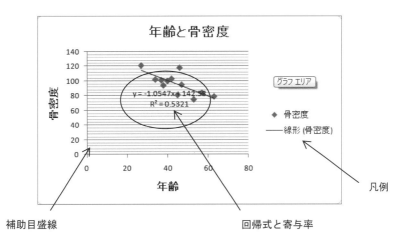

③ レイアウトを整える。
　　回帰式を見やすく移動（マウスでドラッグ）
　　凡例の削除（選択して Delete キーを押す）
　　グラフをクリック → 補助目盛線の削除　　　　　　　など。

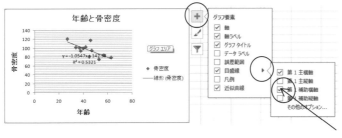

✔をはずす

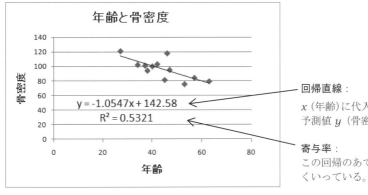

回帰直線：
$x$（年齢）に代入すると
予測値 $y$（骨密度）が求められる。

寄与率：
この回帰のあてはめは、かなりうまくいっている。

| | 課題 5-9 | 肥満度3群の中性脂肪 |
|---|---|---|

肥満度を正常群、軽度肥満群・重度肥満群の3つに分類し、各々のグループの血液中の中性脂肪：
T.G.（mg/dL）を測定した。肥満度による3つのグループ（群）の中性脂肪の平均値に差がある
のだろうか。

| | 正常群 | 軽度肥満群 | 重度肥満群 |
|---|---|---|---|
| 1 | 126 | 135 | 189 |
| 2 | 145 | 145 | 195 |
| 3 | 134 | 138 | 202 |
| 4 | 140 | 155 | 198 |
| 5 | 110 | 125 | 197 |
| 6 | 115 | 145 | 186 |
| 7 | 149 | 167 | 166 |
| 8 | 124 | 152 | 154 |
| 9 | 137 | 128 | 175 |
| 10 | 142 | 138 | 187 |

一元配置分散分析をしよう。

## 5.13　一元配置分散分析

　一元配置分散分析は、3群以上のサンプルデータについて、3群の間に差があるかないかを検定する方法で、帰無仮説は「3群には差がない」ということである。

　一元配置分散分析は、各群のデータが正規分布に従うと仮定でき、分散が等しいときに用いることができる。

　一元配置分散分析は2群ごとに差があるかどうかを検定するものではない。2群ごとの検定には、その後**多重比較**を用いる。

　課題5−9のデータは、**連続データ**である。また、**対応のないデータ**である。

　ここで、1つの**因子**（肥満度）について3つ以上のグループ（正常群・軽度肥満群・重度肥満群）に分けて、すべてのグループの母平均が等しいかどうかを検定する。

　　グループ間変動：各グループの平均値のばらつき。
　　グループ内変動：同じグループ内でのデータのばらつき。
　　　　　　　　　　偶然の**誤差**ともいえる。

　グループ内でのばらつきに比べて、グループ間でのばらつきが大きいとき、グループ間の平均値には差があるといえる。

　いいかえると、

206

$F = \dfrac{グループ間変動}{グループ内変動} \gg 1$ のとき、グループ間の平均値には差があるといえる。

$F = \dfrac{グループ間変動}{グループ内変動} \fallingdotseq 1$ のとき、グループ間の平均値には差があるとはいえない。

## 手順（1） 等分散性の確認

一元配置分散分析では各グループの分散（ばらつき）が等しいことを前提にしている。

散布図を描き、グラフで検討する。

- グループごと（グループ内）の
  ばらつきは同じよう。

- 飛び離れた値はない。

  統計ソフトSPSSなどで等分散性の検定を
  行う場合は、
  　Leveneの検定　や
  　Bartlettの検定　などで行う。

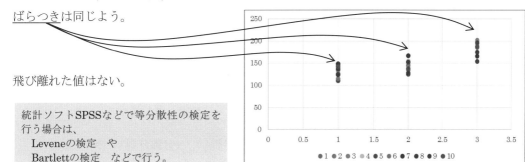

### Excelでの処理

グラフ作成

① グラフにしたいセル範囲を選択。

② 挿入 タブ → ( グラフ グループ) 散布図▼ → 散布図（マーカーのみ） を選択する。

③ グラフのデザイン タブ →

( データ グループ) 行／列の切り替え を
クリック。

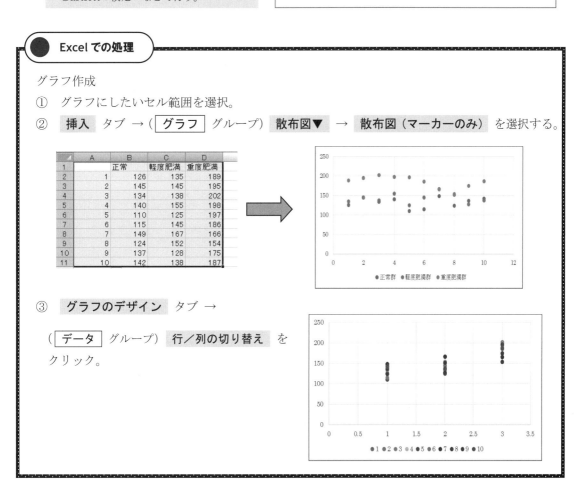

## 手順（2）　一元配置分散分析

① 帰無仮説：各グループ（正常・軽度肥満・重度肥満）の中性脂肪の 母平均 は等しい

② 分散分析表　の計算

| 変動要因 | 変動 | 自由度 | 分散 | 分散比 |
|---|---|---|---|---|
| グループ間 | $S_A$ | $df_A = k-1$ | $S_A^2 = S_A/df_A$ | $F = S_A^2/S_E^2$ |
| グループ内 | $S_E$ | $df_E = N-k$ | $S_E^2 = S_E/df_E$ | |
| 合計 | $S_T = S_A + S_E$ | $df_T = N-1$ | | |

$\overline{\overline{X}}$：総平均

$$S_A = \sum_{i=1}^{k} n_i (\overline{X} - \overline{\overline{X}})^2$$

$$S_E = \sum_{i=1}^{k} \sum_{j=1}^{ni} (X_i - \overline{X}_j)^2$$

分散比 $F$ の値は　$F$ 分布に従うことを利用する。　自由度は $df_A$、$df_E$。

③ 判断：有意確率 $p$ で見る場合：$p = 6.89\text{E}-09 < 0.01$ なので、帰無仮説は棄却。

　　　　3グループ間の中性脂肪には有意差が認められる。

● **Excel での処理**

「一元配置分散分析」は、分析ツールの「分散分析：一元配置」を利用する。

- データ タブ → ( 分析 グループ) データ分析 → ［分散分析：一元配置］

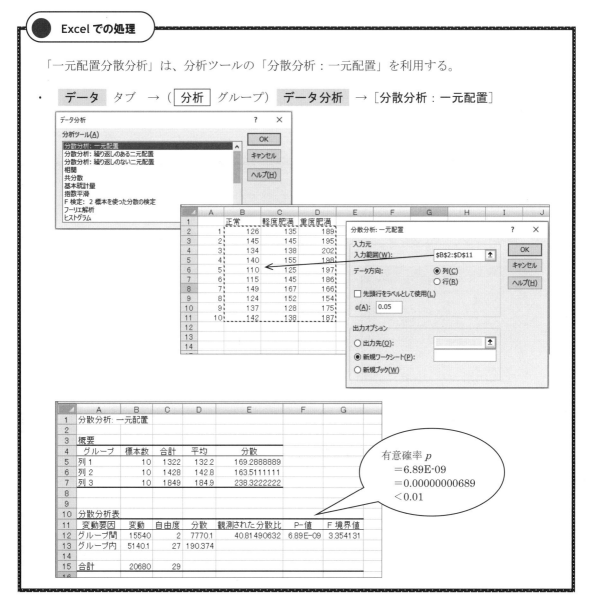

有意確率 $p$
$= 6.89\text{E-}09$
$= 0.00000000689$
$< 0.01$

**手順（3）　多重比較**

グループ間に有意差が認められたとき、3グループのうち、どのグループとどのグループに有意差があるかを調べたい。そのときは、**多重比較**による検定を行う。

　　　正常・軽度肥満
　　軽度肥満・重度肥満
　　　正常・重度肥満

のそれぞれで、2群の平均値の差の検定（Studentの$t$検定）を行いたいが、全体の$p<0.05$を維持するために、Bonferroniの補正が必要である。

（例）3群について、そのうち2群の組み合わせは　$_3C_2=3$通り

　　　2群の検定の有意確率$p<0.05$での判断ではなく

　　　　　　　有意確率$p<0.05\div3\fallingdotseq0.016$より小さいか　で判断する。

> 統計ソフトSPSSなどで多重比較を行う場合は、
> 　Tukeyの検定（全組み合わせ）
> 　Dunnettの検定（基準グループとの比較）　で行う。

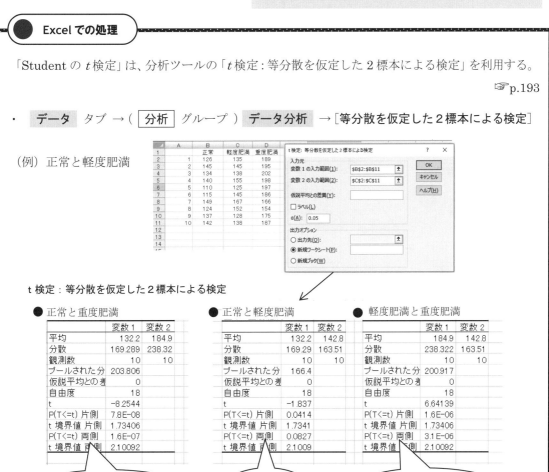

第5章　統計　209

# 第6章 インターネットと情報セキュリティ

## 6.1 インターネット

インターネットは、世界中のコンピュータ同士がつながりあったネットワークである。
ホームページの検索や発信、電子メール、データ転送、遠隔操作、IP電話など、さまざまな利用ができる。

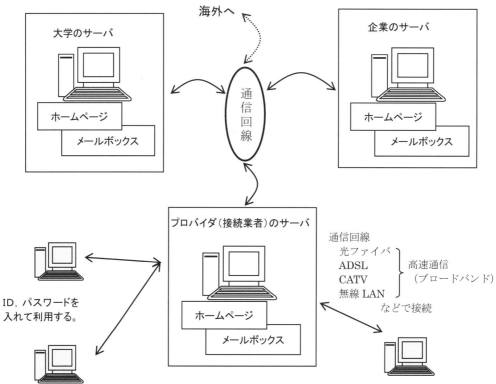

### （1）ネットワーク上の名前

- インターネットにつながったコンピュータには、電話番号に相当する**IPアドレス**（200.150.55.001など）がつく。このIPアドレスを使って特定のコンピュータと通信する。しかし、数字のIPアドレスではわかりにくいので、接続しているネットワークに**ドメイン名**と呼ばれる名前をつけ、ホスト名＋ドメイン名（www.tokai.ac.jp）でコンピュータを特定している。

　　　　　　　　　　　↑　　⏟
　　　　　　　　　ホスト名　ドメイン名

| ドメイン名の構成 | tokai.ac.jp |
|---|---|
| | 組織名．組織の種類．国名 |

組織の種類（co,com：企業　ac,edu：教育　go,gov：政府機関　…）
国名　　　（jp：日本　uk：英国　アメリカはなし　…）

- 電子メールのメールアドレス

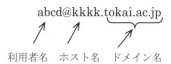

- ホームページの URL（Uniform Resource Locator）（一般にホームページのアドレスという）

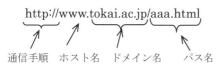

　ホームページを閲覧するには、Web ブラウザと呼ばれるアプリを利用する。
Windows 10 には、Internet Explorer および、Microsoft Edge という Web ブラウザが搭載されている。また、Google Chrome（グーグル クローム）など他の Web ブラウザも、インストールすれば利用できる。

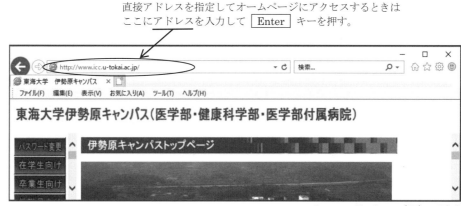

Internet Explorer（IE）の画面

## （2）検索サイト

　莫大な Web サイトの中から必要な情報を見つけるために、さまざまな検索サイトがある。検索サイトでは、キーワードなど検索条件を指定して該当するホームページを探し出すことができる。

（例）　Google（https://www.google.co.jp/）
　　　　Yahoo！（https://www.yahoo.co.jp/）
　　　　など。右は Google の画面。

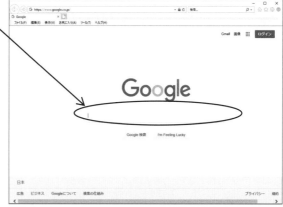

## ホームページ利用時の危険

検索サイトを利用することで、世界中のホームページを閲覧することができるが、その際、情報収集や犯罪への利用を目的とした悪意のホームページに出会う場合がある。
ここではそうした悪意の例とその対策を一覧に載せる。

| 内容／起こりうる問題 | 対策 |
|---|---|
| **危険なバナー広告**<br>　画像などをクリックさせることで利用者を別の Web サイトに誘導する。<br>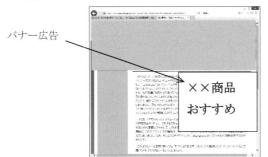 | 公式のホームページから購入する。 |
| 　画像などをクリックさせることで偽の銀行のホームページに誘導し、クレジット番号やパスワードを入力させる<br>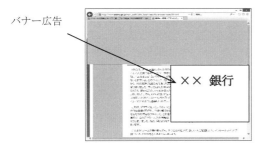 | 公式の銀行のホームページをみる。 |

| 内容／起こりうる問題 | 対策 |
| --- | --- |
| **ワンクリック詐欺**<br>　クリックで架空請求される。「1週間以内に××万円振り込み頂けなかった場合には、裁判所から連絡がいきます」など。<br>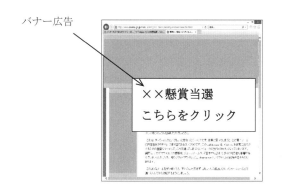 | 無視する。<br>消費生活相談窓口に相談する。 |
| **アフィリエイト**<br>　ネット広告を自分のWebサイトやブログに掲載し、クリック数などに応じて報酬を受けることをアフィリエイトという。クリック回数を増やすために刺激的な内容を入れることがある。 | 閲覧側が内容の信ぴょう性を判断する。 |
| **フェイクニュース**<br>　意図的に偽のニュースが流される。 | 閲覧側が内容の信ぴょう性を判断する。<br>いろいろなニュースサイト、新聞 TV で比較しながら正しいニュースか判断する。 |
| **オンラインショップ・オークションでの**<br>　**詐欺**<br>　代金を振り込んだのに品物が届かない、相手とも連絡がとれなくなる。<br><br>　**なりすまし**<br>　ID・パスワードを第三者に盗まれて不正利用される。 | ショップの所在を確認する。<br>支払いには**代金引換サービス**（宅配便など）を利用し、先払いには十分注意する。 |

| 内容/起こりうる問題 | 対策 |
| --- | --- |
| クレジットカード番号など、<br>**個人情報の流出** | 個人情報を送るWebサイトは、暗号通信や電子署名など、暗号化認証しているか確認する。<br>パスワードを定期的に変更し、かつ複数のWebサイトでID、パスワードの使い回しをしない。<br>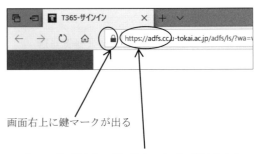<br>画面右上に鍵マークが出る<br><br>（https:// で始まっているホームページは入力した情報を暗号化している。ただし、サイト自体が信頼できるかは別問題で、https://で始まる不正サイトも多数ある。<br><br>**無線 LAN** は、通信内容が傍受（盗聴）される危険性がある。そのため、無線 LAN を使ってユーザ ID やパスワードなどのログイン情報、クレジットカード番号のほか、プライバシー情報をやり取りする場合には、自分と相手先との間で通信が暗号化されていることを確認する。 |

## （3）ソフトウェアのダウンロード

ホームページから取得できるさまざまなソフトがあるが、適正な使い方をすること。

有料ソフトウェア　　：代価を支払って使うソフト。
シェアウェアソフト：試用期間中は無料で使えるが、その後は代価を支払って使うソフト。
フリーソフト　　　　：無料で使えるが、著作権は放棄していないソフト。
パブリックドメインソフト：著作権を放棄し、無料で使えるように公開されたソフト。


● **ダウンロード時の危険**

有名なソフトウェアのダウンロードに見せかけて、ウイルスをインストールさせようとしたりする場合がある。ここではそうした悪意の例とその対策を紹介する。

| 内容／起こりうる問題 | 対策 |
| --- | --- |
| **ダウンロードの危険**<br><br>　危険なアプリケーション（ウイルスを仕込んであったり、利用者の個人情報や位置情報を得る）をダウンロードするよう促される。<br><br><br>　危険なアプリケーション（偽セキュリティソフトなど）のダウンロードを促す<br><br>閲覧効果をよくするために最新××バージョンへ更新してください。 | 公式のホームページから最新バージョンを得る。 |

第6章　インターネットと情報セキュリティ　215

## 6.2 電子メール

インターネットではメールのやりとりができる。相手からのメールはプロバイダなどのサーバのメールボックスに届く。電子メールソフトでメールの送受信ができる。

（メールソフトの例）　　Outlook、Thunderbird など

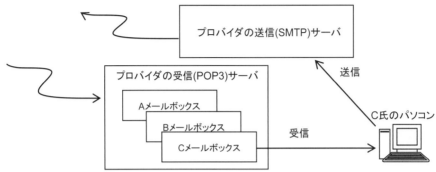

● メール送信時の注意

・数メガバイト以上の添付ファイルは、ファイルを圧縮してから添付する。

「6.3 圧縮と解凍」参照。

・同一本文を複数の人に送るとき、宛先に CC（Carbon Copy）を使うと、受け取った人は送り先全員のメールアドレスがわかる。BCC（Blind Carbon Copy）を使うと、自分以外に誰に送られたか、わからない。
職場のチームなどに送る場合は CC、不特定多数の人にお知らせなどを送る場合は BCC、といった具合に使い分けるのがよい。

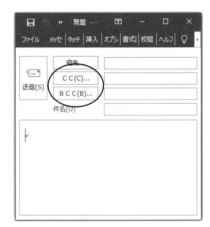

● フリーメール

Gmail や Yahoo!メールなど、無料でメールアドレスを取得することができる。Web ブラウザからメールをチェックできるので便利である。個人を特定されたくない場合のメールのやりとりに使うこともできる。ただし、仕事上で使う場合は注意が必要。企業によってはセキュリティ上の理由からフリーメールでのやり取りを禁止している場合がある。

（例）　Gmail、Yahoo!メール、Outlook.com、iCloud などがある。

## メール利用時の危険

電子メールは、文字のみで記述された「テキスト形式」と、画像や文字加工で見た目を整えた「HTML形式」という方式がある。これに「添付ファイル」を添えることができる。

特にHTML形式のメール、または添付ファイル付きのメールはウイルス感染に注意が必要である。ここではメールによる問題発生の例とその対策を一覧に載せる。

| 内容／起こりうる問題 | 対策 |
|---|---|
| **ウイルス付きの添付ファイル**<br>　例えば、請求書などを装ったウイルス付きファイルを添付したメールが送られてくるなど。 | 心当たりのないメールが届いたら、添付ファイルを開かずに削除する。<br>プロバイダとオプション契約（ウイルスチェック、迷惑メールブロック）する。<br>または、ウイルス対策ソフトを導入する。<br>※ウイルスの種類・感染経路については1.9参照 |
| **危険なハイパーリンク**<br>　メール内のURLをクリックすることで、利用者を偽のWebサイトに誘導する。 | 心当たりのないメールは開かない。<br>不審なメールの本文中のURLはクリックしない。 |
| **フィッシング詐欺**<br>　金融機関や大手企業を名乗ったメールが届き、偽のWebサイトに誘導。クレジットカード情報や認証情報を入力させて盗む。 | 金融機関などから個人情報やクレジットカード番号を入力させるメールは来ない。 |
| **チェーンメール**<br>　不特定多数に転送を要求するメール・不幸の手紙の電子版。 | 転送してはいけない。無限に広がっていく。 |
| **スパム（勧誘広告など）メール**<br>　ランダムに送信先アドレスを入力して送ってくる。 | 返信してはいけない。相手に実在のメールアドレスだと教えるようなもので、何度も送ってくるようになる。 |

| 6.3 | ソーシャルネットワーキングサービス（SNS） |

登録された利用者同士が交流できる Web サイトの会員制サービスのこと。無料でメッセージ交換や音声通話ができる。

- ・ LINE（ライン）　　　　　：個人間またはグループ間でメッセージ交換「トーク」や音声通話ができるサービス。
- ・ Facebook（フェイスブック）：実社会で交流している人とのコミュニケーションを目的としたSNS。
- ・ ブログ　　　　　　　　　：自分の意見や感想を日記のように記し、それに対する感想などを閲覧者が自由にコメントできる。
- ・ Twitter（ツイッター）　　：140 文字以内で「つぶやく」のを想定して作られている SNS。登録しなくても閲覧することができるので、リアルタイムの情報が得られる。また、匿名性が高く拡散力も高い。
- ・ Instagram（インスタグラム）：写真や動画を利用したコミュニケーション。

など

## ● SNS 利用時の危険

文章や写真の投稿や、友人同士がメッセージや写真などを共有してコミュニケーションを取ったりする、ソーシャルネットワーキングサービス（SNS）の利用が盛んである。
ここでは SNS 利用時に想定される問題発生の例とその対策を一覧に載せる。

| 内容／起こりうる問題 | 対策 |
| --- | --- |
| **情報の拡散**<br>　ネット上に情報を公開した場合、一度拡散すると消せない。 | プライバシー情報は書き込まない。<br>仕事上の情報は書き込まない。 |
| **炎上・誹謗中傷**<br>　不祥事や失言に対して、批判的なコメントが集中する。それが誹謗中傷である場合も。<br><br>**ネットストーカー**<br>　インターネットを利用したストーカー。 | ハンドル名で発言する。<br>フリーメールを使う（電子メール参照）。<br>ネチケット（ネットマナー）を守る。<br>ネットストーカーなどの被害にあったら、警察へ。 |
| **画像の位置情報の流出**<br>　撮影した写真に位置情報などが設定されている場合、自宅や居場所が特定される危険がある。 | 位置情報が入ったままの画像を公開しない。 |

218

インターネットはとても便利なものではあるが、日々新たな被害が発生している。ニュースなどで流れた情報は常にチェックして自分が被害にあわないように注意すること！

## ● 不正アクセス禁止法

2000年、「不正アクセス禁止法」が施行された。

不正アクセス禁止法（正式名称「不正アクセス行為の禁止等に関する法律」）は、不正アクセス行為や、不正アクセス行為につながる識別符号の不正取得・保管、不正アクセスを助長する行為等を禁止する法律である。
「不正アクセスの行為者に対する規制」と、「アクセス管理者による防御側の対策」という二つの側面がある。

不正アクセス行為

    なりすまし行為

        ：他人のID・パスワードを利用して他人になりすまし、コンピュータを不正に使用する。
    セキュリティホールを攻撃する行為
        ：セキュリティホール等を突いて、コンピュータを不正に使用する。
不正取得行為　　　：他人のID・パスワードを正当な理由なく取得する。
不正助長行為　　　：他人のID・パスワードを無断で提供する。
不正保管行為　　　：不正に取得したID・パスワードを保管する。
不正入力要求行為　：ID・パスワードなどを不正に入力させる。フィッシング。

など。

> 違反時の罰則
> 　一例　「3年以下の懲役または100万円以下の罰金」の刑事罰。

## 6.4　PDF ファイル

インターネット上では、PDF 形式のファイルが公開されていることがある。

PDF（Portable Document Format）は、印刷物などを電子文書データとして扱うための世界標準の形式であり、アドビシステムズ社が開発した。

#### 利点
- どのパソコンからでも同じように表示できる。
- 文字や図表・画像などが効率よく圧縮され、ファイル容量が少ないのでネットワーク上での配布に優れている。
- 本のような感覚で読んだり、文字列の検索などが容易。

Acrobat Reader（無料ソフト、旧 Adobe Reader）や Microsoft Edge などで閲覧・印刷することができる。PDF ファイルには「.pdf」という拡張子がついている。

### （1）PDF ファイルの閲覧方法

インターネット上の「PDF 形式」をクリック → ファイルを開く と Acrobat Reader や Microsoft Edge が起動し、読むことができる。

Acrobat Reader（無料）がインストールされていない場合はインストールを促す画面が出るので、指示に従ってインストールする。一方、Microsoft Edge は Windows 10 に標準で付属している。

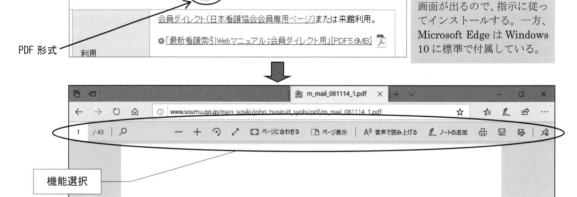

※上下とも画面は Microsoft Edge

● 文字列の複写
① テキストをドラッグして範囲を選択 → コマンドが表示されるので、 コピー 。

② Word などにテキストとして貼り付け。
Word： ホーム タブ → （ クリップボード グループ） 貼り付け▼ → 形式を選択して貼り付け → ［テキスト］ → OK 。

著作権の侵害にならないように注意する。(3.5 参照)

ただし、紙をスキャンして PDF 化した場合などは文字列をコピーできない。

（２） PDF ファイルの作成方法

　Word や Excel、PowerPoint で作成できる。
（複雑な編集を必要とする場合はアドビシステムズ社の Adobe Acrobat（有料版）で作成する）

● PDF ファイルの作成　（例：Word）

　① Word を立ち上げ、元となる文書・画像を作る。
　② 保存のとき、PDF 形式のファイルとして保存する。
　　　ファイル タブ → 名前を付けて保存▶ → 参照 → ファイルの種類 を［PDF］。

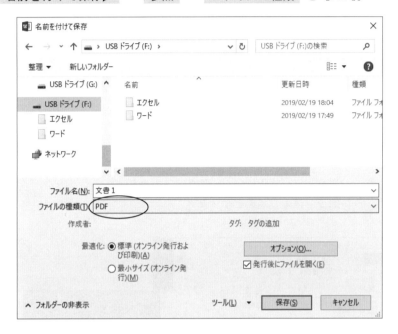

　③ 保存場所を指定し、ファイル名をつけてから 保存 。

　　PDF 形式のファイルが作成される。

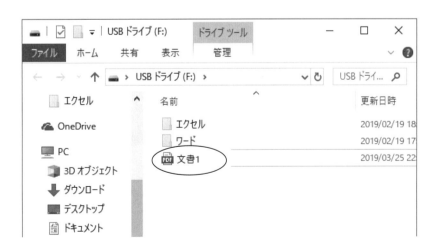

第６章　インターネットと情報セキュリティ　221

## 6.5　圧縮と解凍

電子メールでファイルを添付して送るとき、大きなファイルはそのままだと送受信に時間がかかったり、相手先の受信ボックスをオーバーフローさせてしまったりすることがある。

ファイルを添付して送るときは、1 MB（メガバイト）を超えるファイルは**圧縮**して送った方がよい。また、相手から圧縮ファイルが送られてきたときは、**解凍**して使う。

### （1）　圧縮

ファイルの容量を小さくするには「圧縮」機能を使う。
圧縮形式には以下のようなものがある。

　　　　　　拡張子：zip　　　　Windows で標準採用。

● 圧縮方法（zip）

　① 　圧縮したいファイルやフォルダーをクリックして青くする（選択状態）。
　② 　マウスの右ボタンをクリック。
　③ 　[**送る**] → [**圧縮（zip 形式）フォルダー**] をクリック。
　④ 　圧縮ファイル　　　　ができる。

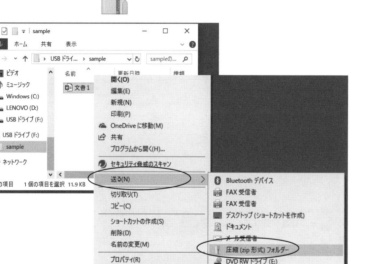

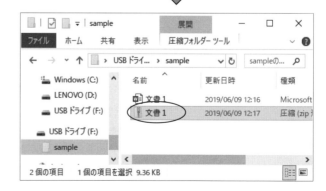

## （2） 解凍

圧縮されたファイルは「解凍」することにより、元の大きさに戻すことができる。
圧縮したまま開いた場合、読み取り専用となり、編集後の上書き保存はできない。

● 解凍方法（zip）
　① 圧縮されたファイルをクリックして青くする（選択状態）。
　② マウスの右ボタンをクリック。
　③ ［**すべて展開**］ → 保存場所を指定する → 展開 をクリック。
　④ 指定したフォルダー内に、展開されたファイルができる。

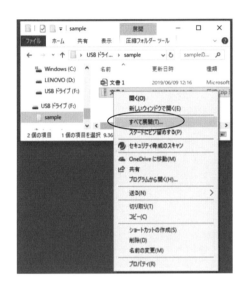

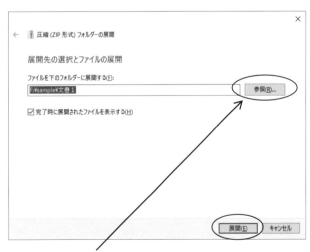

保存先を変える場合、ここをクリックして
保存場所を設定

# 索 引

## 欧字

| | |
|---|---|
| Acrobat Reader | 220 |
| BCC | 216 |
| bit | 10 |
| Bonferroni の補正 | 209 |
| Byte | 10 |
| CC | 216 |
| CPU | 1, 10 |
| Excel の画面 | 99 |
| $F$検定 | 187, 191 |
| IP アドレス | 210 |
| Mann-Whitney の $U$ 検定 | 187, 200 |
| Microsoft IME | 35 |
| OneDrive | 31 |
| OS | 1 |
| PDF ファイル | 220 |
| Pearson の相関係数 | 201 |
| PowerPoint の画面 | 75 |
| SmartArt の挿入（Word） | 69 |
| SNS | 218 |
| Spearman の順位相関係数 | 201 |
| Student の $t$ 検定 | 187, 191, 193, 209 |
| $t$ 検定 | 185 |
| URL | 211 |
| USB | 6, 10 |
| Welch の $t$ 検定 | 187, 191, 194 |
| Wilcoxon の $t$ 検定 | 187, 199 |
| Windows Update | 18 |
| Word の画面 | 23 |
| Word 文書からスライド作成 | 78 |
| zip | 222 |
| $Z$ 検定 | 187 |

| | |
|---|---|
| $\chi^2$ 検定 | 186, 187, 195, 198 |

## あ

| | |
|---|---|
| 圧縮 | 222 |
| アニメーション効果（PowerPoint） | 90 |
| アンケート結果の入力（Excel） | 145 |
| 一元配置分散分析 | 187, 206 |
| 印刷（Excel） | 113 |
| 印刷（PowerPoint） | 97 |
| 印刷（Word） | 50 |
| 印刷イメージ（Excel） | 113 |
| 印刷プレビュー（Word） | 50 |
| 印刷文書の削除 | 16 |
| 因子 | 206 |
| インターネット | 210 |
| インデントボタン（Word） | 23 |
| ウイルス | 18, 21, 215, 217 |
| ウィンドウの各部名称 | 4 |
| ウィンドウ枠の固定（Excel） | 150 |
| 円グラフ（Excel） | 140 |
| オーディオの挿入（PowerPoint） | 84 |
| オートカルク（Excel） | 126 |
| オートフィルタ（Excel） | 154 |
| 折り返し（Excel） | 111 |
| 折れ線（Excel） | 142 |

## か

| | |
|---|---|
| 回帰直線 | 204 |
| 解凍 | 223 |

| | | | |
|---|---|---|---|
| 改ページ（Word） | 54 | 形式を選択して貼り付け（Excel） | 130 |
| 拡張子 | 14 | 罫線（Excel） | 112 |
| 箇条書き（PowerPoint） | 81 | 罫線（Word） | 55 |
| 箇条書き（Word） | 48 | 原稿用紙を開く（Word） | 27 |
| 仮説 | 183 | 検索（Excel） | 151 |
| 仮説検定 | 182 | 検索（ファイル） | 14 |
| 画像（PowerPoint） | 83 | 検索サイト | 211 |
| 画面切り替え効果（PowerPoint） | 92 | 検定 | 181, 182 |
| 画面分割（Word） | 26 | 合計（Excel） | 123, 127 |
| 簡易型計算（Excel） | 126 | 誤差 | 206 |
| 漢字変換 | 37 | 個人情報保護法 | 147 |
| 関数（Excel） | 127 | ごみ箱 | 12 |
| 関数の入力（Excel） | 123 | コメント（Word） | 52 |
| 関数ボタン（Excel） | 124 | | |
| 記号入力 | 37 | | |
| 記述統計 | 167 | **さ** | |
| 機能選択（PDF） | 220 | 最小値 | 173 |
| 基本統計量 | 173 | 最小値（Excel） | 127 |
| 帰無仮説 | 182, 183 | 最大値 | 173 |
| 脚注（Word） | 49 | 最大値（Excel） | 127 |
| 行数の設定（Word） | 33 | 最頻値 | 174 |
| 行の削除（Excel） | 119 | 散布図 | 202 |
| 行の挿入（Excel） | 119 | 散布図（Excel） | 142 |
| 行の高さの変更（Excel） | 106 | 散布度 | 175 |
| 寄与率 | 204 | システムの復元 | 20 |
| クイック分析 | 126, 144, 164 | 質的データ | 169 |
| グラフ（PowerPoint） | 85 | 写真から新規 PowerPoint ファイルの作成 | |
| グラフ各部の名称（Excel） | 133 | | 80 |
| グラフの移動（Excel） | 133 | 集計（Excel） | 152, 163 |
| グラフの加工（Excel） | 134 | 従属変数 | 204 |
| グラフの作成（Excel） | 132 | 重複データの削除・統合（Excel） | 156 |
| グラフ要素の追加（Excel） | 137 | 順位和検定 | 187, 200 |
| グリッド線（Word） | 25, 61 | 順序データ | 169, 173 |
| グループ化（Word） | 65 | 情報セキュリティ | 21, 210 |
| クロス集計 | 195, 198 | 初期化 | 9 |
| クロス集計（Excel） | 158 | 推測統計 | 167 |
| 計算式の入力（Excel） | 122 | 数式（PowerPoint） | 83 |

| | |
|---|---|
| 数式の入力（Word） | 38 |
| 数字の入力（Excel） | 104 |
| 図解（PowerPoint） | 82 |
| スクリーンショットの挿入（Word） | 68 |
| 図形（PowerPoint） | 83 |
| 図形の挿入と加工（Word） | 59 |
| 図形の微調整（Word） | 61 |
| 図の移動（Word） | 66 |
| スパークライン | 143, 165 |
| スライドショー（PowerPoint） | 93 |
| スライドの移動（PowerPoint） | 77 |
| スライドの削除（PowerPoint） | 77 |
| スライドの挿入（PowerPoint） | 77 |
| スライドの複製（PowerPoint） | 78 |
| 正規分布 | 179 |
| 整数（Excel） | 127 |
| セキュリティ | 21 |
| 絶対値（Excel） | 127 |
| セルの移動（Excel） | 129 |
| セルの結合（Excel） | 110 |
| セルの削除（Excel） | 119 |
| セルの書式設定（Excel） | 108, 109 |
| セルの挿入（Excel） | 119 |
| セルの複写（Excel） | 128 |
| セル名の固定化（Excel） | 131 |
| 尖度 | 174 |
| 相関 | 187, 204 |
| 相関係数 | 201 |
| 相関係数と回帰直線 | 187, 201 |
| 相関係数の検定 | 203 |
| ソート（Excel） | 155 |

## た

| | |
|---|---|
| 対応がない場合・対応がある場合 | 187 |
| 対応のある $t$ 検定 | 187, 188 |
| 対応のない $t$ 検定 | 191 |

| | |
|---|---|
| 対応のないデータ | 195, 206 |
| 対立仮説 | 182, 183 |
| ダウンロード | 87, 215 |
| 多重比較 | 209 |
| タブ | 4 |
| 段落の設定（Word） | 46 |
| 段落番号（Word） | 48 |
| 置換（Excel） | 151 |
| 知的所有権 | 87 |
| 中央値 | 173 |
| 抽出（Excel） | 153 |
| 著作権侵害 | 87 |
| 著作権法 | 87 |
| テキスト ボックス（Word） | 64 |
| 電子メール | 216 |
| 添付ファイル | 216 |
| 統計解析のためのチャート | 187 |
| 等分散の仮定 | 192 |
| 等分散性の確認 | 207 |
| 独立変数 | 204 |
| 度数分布表 | 170 |
| ドメイン名 | 210 |
| ドライブ | 7 |
| トリミング（Word） | 67 |

## な

| | |
|---|---|
| ナビゲーション（Word） | 25 |
| 並べ替え（Excel） | 155 |
| ナレーション（PowerPoint） | 96 |
| 2軸上の折れ線と縦棒（Excel） | 143 |
| 2段組の設定（Word） | 34 |
| ノンパラメトリック検定 | 199, 200 |

## は

| | |
|---|---|
| ハードディスク | 1, 10, 17 |

| | | | | |
|---|---|---|---|---|
| 背景色（PowerPoint） | 89 | 不偏標準偏差 | 127 |
| 配置（Excel） | 110 | 不偏分散 | 127 |
| 配置（Word） | 65 | フリーズ | 17 |
| ハイパーリンクの設定（PowerPoint） | 92 | フリーメール | 216 |
| 配布資料の作成（PowerPoint） | 97 | ブロードバンド | 210 |
| バックアップ | 15, 21 | 分位点 | 175 |
| ばらつき | 175 | 分散 | 176, 187 |
| 範囲 | 175 | 分散（Excel） | 127 |
| 範囲選択（Excel） | 106 | 分散分析表 | 208 |
| 範囲選択（PDF） | 220 | 文章の移動（Word） | 53 |
| 範囲選択（Word） | 44 | 文章の削除（Word） | 53 |
| ヒストグラム | 170 | 文章の複写（Word） | 53 |
| 日付の設定（Word） | 41 | 分析ツール | 177 |
| ビデオの挿入（PowerPoint） | 84 | 平均（Excel） | 127 |
| ピボットテーブル（Excel） | 158 | 平均値 | 173, 187 |
| 表（PowerPoint） | 83 | 平均の散布度 | 177 |
| 表（Word） | 58 | ページの設定（Word） | 33 |
| 標準誤差 | 177 | ページ番号（Word） | 40 |
| 標準偏差 | 176 | ヘッダー（Word） | 42 |
| 標準偏差（Excel） | 124, 127 | 変更履歴（Word） | 51 |
| 標本集団 | 167, 181 | 変動係数 | 177 |
| ファイアウォール | 19 | 母集団 | 167, 181 |
| ファイルの移動 | 11 | パスワードの設定（Word） | 30 |
| ファイルの削除 | 12 | パスワードの設定（Excel） | 102 |
| ファイルの詳細情報を変更 | 13 | 保存（Excel） | 101 |
| ファイルの名前を変更 | 11 | 保存（Word） | 28 |
| ファイルの複写 | 11 | | |
| ファイルやフォルダを探す | 14 | | |
| フォーマット | 9 | | |
| フォルダ | 11 | **ま** | |
| フォント（Excel） | 109 | 見出しを固定して印刷（Excel） | 115 |
| フォント（Word） | 44 | 見開きの設定（Word） | 34 |
| 復元ポイント | 20 | 無作為に抽出 | 181 |
| 複数の図形の選択（Word） | 65 | 名義データ | 169, 173, 195 |
| 符号付順位和検定 | 187, 199 | メモリ | 10 |
| 不正アクセス禁止法 | 21, 219 | メールアドレス | 32, 211 |
| フッター（Word） | 42 | 文字数の設定（Word） | 33 |
| | | 文字スタイル（Word） | 44 |

| | |
|---|---|
| 文字の入力（Excel） | 105 |
| 文字の入力（Word） | 35 |
| 文字列の複写（PDF） | 220 |
| 元に戻す処理（Word） | 26 |

## や

| | |
|---|---|
| 有意確率 | 183 |
| ユニーク | 156 |
| 予測 | 204 |
| 読み込み（Excel） | 103 |
| 読み込み（Word） | 29 |

## ら

| | |
|---|---|
| 乱数 | 181 |
| 乱数（Excel） | 127 |
| リスト入力（Excel） | 149 |
| リハーサル（PowerPoint） | 95 |
| リボン | 4 |
| 量的データ | 169 |

| | |
|---|---|
| 履歴書を開く（Word） | 27 |
| ルーラー（Word） | 25 |
| レイアウトの変更（Excel） | 114 |
| レイアウトの変更（PowerPoint） | 77 |
| レーダーチャート（Excel） | 142 |
| 列の削除（Excel） | 119 |
| 列の挿入（Excel） | 119 |
| 列幅変更（Excel） | 106 |
| 連続データ | 169, 173, 206 |
| 連続データ（Excel） | 120 |
| 連続番号の入力（Excel） | 120 |
| ローマ字・かな対応表 | 70 |

## わ

| | |
|---|---|
| ワークシートの挿入（Excel） | 118 |
| ワークシートの削除（Excel） | 118 |
| ワークシートの名前変更（Excel） | 118 |
| 歪度 | 174 |
| 割合 | 187 |

■著者紹介

**松木秀明**（まつき　ひであき）
　宇都宮大学大学院修士課程修了（生物化学専攻）
　現　在　　東海大学医学部客員教授　医学博士

**須藤真由美**（すとう　まゆみ）
　横浜国立大学教育学部数学科卒業
　元　　　東海大学健康科学部非常勤講師
　現在　　駒沢女子大学看護学部非常勤講師

**松木勇樹**（まつき　ゆうき）
　東京薬科大学大学院修士課程修了
　現　在　　東海大学医学研究科先端医科学専攻

**医療・看護系のための情報リテラシー**　Office 2019対応版

2019年 10月 25日　第 1 刷発行　　　　　　Printed in Japan

著者　松 木 秀 明
　　　須藤真由美
　　　松 木 勇 樹

発行所　東京図書株式会社
〒102-0072　東京都千代田区飯田橋3-11-19
振替00140-4-13803　電話03（3288）9461
URL http://www.tokyo-tosho.co.jp/

ISBN　978-4-489-02322-4
©Hideaki Matsuki, Mayumi Suto, & Yuuki Matsuki, 2019